O MÚSCULO PSOAS

Jo Ann Staugaard-Jones

O MÚSCULO PSOAS

Bem-estar físico e emocional

Título original em inglês: *The Vital Psoas Muscle – Connecting Physical, Emotional, and Spiritual Well-Being*
Copyright © 2012 by Jo Ann Staugaard-Jones. Todos os direitos reservados.
Publicado mediante acordo com a Lotus Publishing e North Atlantic Books.

Esta publicação contempla as regras do Novo Acordo Ortográfico da Língua Portuguesa.

Editora-gestora: Sônia Midori Fujiyoshi
Produção editorial: Cláudia Lahr Tetzlaff
Tradução: Paulo Laino Cândido
      Professor Adjunto da Disciplina de Anatomia da Universidade de Santo Amaro (Unisa)
      Professor Adjunto da Disciplina de Anatomia do curso de Medicina
        das Faculdades Santa Marcelina
      Mestre em Ciências Morfofuncionais pela Universidade de São Paulo (USP)
Revisão de tradução e revisão de prova: Depto. editorial da Editora Manole
Diagramação e adaptação do projeto: Luargraf Serviços Gráficos Ltda.
Capa: Rubens Lima
Ilustrações: Amanda Williams, Pascale Pollier

CIP-BRASIL. CATALOGAÇÃO NA PUBLICAÇÃO
SINDICATO NACIONAL DOS EDITORES DE LIVROS, RJ

S813m

    Staugaard-Jones, Jo Ann
      O músculo psoas : bem-estar físico e emocional
/ Jo Ann Staugaard-Jones ; tradução Paulo Laino Cândido. - 1. ed. - Santana de Parnaíba [SP] :
Manole, 2018.
      136 p. : il. ; 24 cm.

    Tradução de: The vital psoas muscle : connecting physical, emotional, and
spiritual well-being
    Inclui bibliografia
    ISBN 9788520453698

    1. Músculos. 2. Bem-estar. 3. Corpo e mente. I. Cândido, Paulo Laino. II. Título.

18-51949
                        CDD-611.73
                        CDU: 611.73

Vanessa Mafra Xavier Salgado - Bibliotecária CRB-7/6644

Todos os direitos reservados.
Nenhuma parte desta publicação poderá ser reproduzida, por qualquer processo, sem a permissão expressa dos editores. É proibida a reprodução por fotocópia.
A Editora Manole é filiada à ABDR – Associação Brasileira de Direitos Reprográficos.

Edição brasileira – 2018

Direitos em língua portuguesa adquiridos pela:
Editora Manole Ltda.
Alameda América, 876 – Tamboré – Santana de Parnaíba – SP – Brasil
CEP: 06543-315 | Fone: (11) 4196-6000
www.manole.com.br | https://atendimento.manole.com.br/

Impresso no Brasil | *Printed in Brazil*

Durante o processo de edição desta obra, foram tomados todos os cuidados para assegurar a publicação de informações precisas e de práticas geralmente aceitas. Do mesmo modo, foram empregados todos os esforços para garantir a autorização das imagens aqui reproduzidas. Caso algum autor sinta-se prejudicado, favor entrar em contato com a editora.

Os autores e os editores eximem-se da responsabilidade por quaisquer erros ou omissões ou por quaisquer consequências decorrentes da aplicação das informações presentes nesta obra. É responsabilidade do profissional, com base em sua experiência e conhecimento, determinar a aplicabilidade das informações em cada situação.

Editora Manole

Sumário

Prefácio vii
Introdução ix

Parte 1: Introdução anatômica 1
Capítulo 1: Anatomia e biomecânica do psoas 3
Capítulo 2: Manter o psoas saudável 13
Capítulo 3: O estresse da lombalgia 39
Capítulo 4: Psoas e pilates. 47

Parte 2: O psoas e as emoções 67
Capítulo 5: Conexões – memória somática: a conexão intestino-cérebro 69
Capítulo 6: Quando o psoas contra-ataca. 75

Parte 3: O psoas e a espiritualidade – anatomia energética. 85
Capítulo 7: O que sabemos? 87
Capítulo 8: O psoas e o chakra 1 – equilíbrio cinestésico. 91
Capítulo 9: O psoas e o chakra 2 – fluir como água 103
Capítulo 10: O psoas e o chakra 3 – a função encontra a respiração 113

Apêndice: a sociedade da flexão do quadril 123
Bibliografia 126

Prefácio

Tive o prazer de conhecer e trabalhar com Jo Ann por aproximadamente dez anos e, assim, manifesto imenso respeito por alguém que personifica a saúde e a forma física em pensamentos, palavras e ações. Ela tocou muitas vidas como professora e, novamente, como autora ao escrever seu segundo livro. Ao solicitar minha contribuição para este livro, senti-me surpreso e honrado. Quando ela me disse o tema do livro, fiquei entusiasmado. Em mais de 24 anos de prática clínica, acumulei várias "histórias de psoas", além de conhecer claramente a importância desse músculo muitas vezes negligenciado. No entanto, depois de ler o livro, tornei a surpreender-me diante de meus limitados conhecimentos sobre o universo de abrangência desse músculo. Como médico em atividade, gosto de cursos e livros que provocam um profundo impacto na minha forma de pensar e que influenciam a maneira como trato meus pacientes nas manhãs de segunda-feira. *O músculo psoas* é definitivamente um desses livros.

O músculo psoas pode ser considerado o sonho de um corretor de imóveis quando se trata de localização, localização, localização. Graças à sua localização, o psoas se distingue por ser o único músculo que interconecta as partes superior e inferior do corpo. Portanto, as consequências funcionais são inúmeras, com o músculo atuando como motor primário do movimento ou como um importante estabilizador em consonância com outros motores primários. Dessa forma, em um movimento dirigido pelo segmento inferior, como ocorre ao andar, ou conduzido pelo segmento superior, como ao lançar uma bola ou alcançar um armário acima da cabeça, o psoas está atuando. Muitos médicos respeitam a capacidade do psoas atuar como motor primário na flexão do quadril; no entanto, apesar de conhecerem suas fixações proximais na superfície anterior da parte lombar da coluna vertebral e suas numerosas relações fasciais, muitas vezes ignoram sua função como **estabilizador**, assim como sua capacidade de afetar intensamente a postura.

A localização do psoas também permite influenciar na **circulação**, em virtude de sua proximidade anatômica a estruturas vasculares, particularmente a aorta e a artéria ilíaca externa, bem como sua continuação na artéria femoral através da complexa região ilioinguinal. O psoas possui conexões fasciais importantes para suportar diversas estruturas viscerais e órgãos. Esses mesmos órgãos, mediante a contração do psoas, podem ser estimulados e "massageados" e, subsequentemente, influenciar a digestão, excreção/eliminação, desintoxicação e até mesmo processos de reprodução do corpo. O psoas afeta a **respiração** por meio de sua relação anatômica com o diafragma na área do plexo celíaco (solar), o qual também passa a influenciar o **fluxo de energia** por todo o corpo graças à sua relação geográfica com os três chakras inferiores da filosofia da yoga. Jo Ann desenvolve um belo trabalho de abordar a influência do psoas em temas como "mensagens viscerais" e "memória somática", assim como o componente emocional associado aos nossos "sentimentos viscerais".

Jo Ann emprega a palavra "roda" para referir-se a chakra. Não seria inconcebível colocar o psoas no centro dessa roda, o qual orientaria e influenciaria os raios dispostos ao seu redor: as partes superior e inferior de nosso corpo, o *core*, as funções fisiológicas e metabólicas, as emoções, o espírito e a energia – para citar alguns. Ela também nos ensina que o significado histórico de chakra é "ocasionar uma nova era". Depois de digerir e assimilar as informações factuais, assim como oferecer uma demonstração funcional dos exercícios e práticas corretivas e reequilibradoras, a autora nos forneceu um valioso roteiro para a restauração da harmonia entre mente, corpo e espírito por meio desse tesouro profundamente escondido, conhecido como psoas. Creio que os médicos, anatomistas, biomecanicistas, especialistas em exercícios, massoterapeutas e outros profissionais da área da saúde certamente serão trazidos para uma "nova era" de consciência, reconhecimento, aceitação e respeito pela capacidade desse músculo profundamente centrado de afetar de forma concomitante a mente, o corpo e o espírito. Há uma ampla convicção de que, apenas por meio do equilíbrio desses três elementos, pode-se alcançar a saúde ideal.

Minha reflexão final está na indicação de Jo Ann de que "como o universo está interconectado, o mesmo ocorre com nosso corpo; somos formas de vida em constante evolução". Este livro tem esclarecido e auxiliado no meu processo evolutivo pessoal e profissional, e creio que qualquer leitor, depois de iniciar essa jornada com a autora, poderá adicionar uma camada de conhecimento e elucidação em seu próprio caminho para uma melhor compreensão da saúde e função ideais.

Pela saúde,
Dr. Gary Mascilak, D.C., P.T., C.S.C.S

Introdução

Este livro foi escrito com o intuito de descrever o único músculo que conecta as partes superior e inferior do corpo humano. A maioria das pessoas não tem a real noção da importância que ele representa.

Ao ensinar e pesquisar sobre o psoas como uma força importante no corpo, iniciei uma jornada do ponto de vista cinesiológico pelo universo do fluxo corporal, energias e propriocepção. Essa experiência tem me surpreendido.

Fisicamente: como especialista em movimento, há apenas um ano, encontrei a biomecânica documentada em um estado de incertezas quanto às ações e papéis do psoas. Especialistas renomados em psoas estão constantemente atualizando informações a fim de ajudar nessa classificação. A afirmação mais simplificada é esta: *o psoas é complicado.* Não chamarei mais o psoas de grande motor da flexão do quadril, exceto como parte do grupo muscular iliopsoas, em que o ilíaco é o flexor mais forte na maioria dos casos. Na parte lombar da coluna, existem outros músculos que permanecem como flexores mais potentes, principalmente o reto do abdome. As funções do psoas maior, tanto na estabilização da parte lombar da coluna e do quadril como na conexão com o membro inferior, parecem mais importantes mecanicamente e garantem sua significância, embora, dependendo do movimento, suas funções estabilizadoras ainda estejam em discussão.

Emocionalmente: no campo da conexão psicoemocional, informações sobre a relação do psoas com o sistema nervoso são confusas, mas muito importantes. Tenho me esforçado para tornar este material acessível a um público maior de forma que possa ser entendido.

Espiritualmente: o conhecimento das energias espirituais tem sido abordado principalmente em textos antigos e na ciência de Kundalini yoga e meditação, os quais parecem completos e relevantes até os dias de hoje. O psoas continua a ser uma figura importante nesse contexto em virtude de sua localização profunda, posição central e relação com outras estruturas. Mesmo que o corpo "sutil" seja considerado separado da estrutura anatômica, os dois estão genuinamente relacionados, pois como pode a energia fluir sem respiração e o trabalho muscular ajudando de alguma forma? A habilidade está na percepção. Como o universo está interconectado, o mesmo ocorre com o corpo; somos formas de vida em constante evolução.

A maneira como usamos e cuidamos do psoas é fundamental. Todos são diferentes, mas o uso indevido é bem evidente em muitas pessoas. O psoas tornou-se um inocente culpado em várias situações, algumas explicadas neste texto. É difícil encontrar um especialista que possa diagnosticar e tratar o psoas. O tratamento e o compromisso com a cura podem ser frustrantes, porém são eficazes na medida em que todo o potencial do psoas é restaurado.

Descobri que liberar o psoas é um complemento imediato para todo o corpo, com fortalecimento ou alongamento secundários, em muitos casos. Isso ocorre porque o psoas não é apenas mal utilizado – é maltratado. Uma vez liberado, ele pode desempenhar de maneira eficaz os papéis muito importantes discutidos neste livro. Adoro as palavras empregadas por Liz Koch, uma extraordinária especialista em psoas: "trabalhado, responsivo, flexível". Quando seguidas, essas palavras podem determinar um psoas saudável que influencia diversos processos importantes no corpo.

Jo Ann Staugaard-Jones
movetolive.joannjones@gmail.com

Parte 1:
Introdução anatômica

Este texto é uma tentativa de decifrar um músculo importante, apesar de sabermos que nenhum músculo atua sozinho. O *core* é composto por um grupo de músculos disposto ao redor da coluna vertebral para mantê-la equilibrada. O psoas maior é um desses músculos, auxiliado pelo reto do abdome, oblíquos e transverso do abdome, latíssimo do dorso, eretor da espinha, quadrado do lombo e músculos posteriores profundos para estabilizar a parte inferior da coluna. Na articulação do quadril, o psoas é parte do grupo muscular iliopsoas, que atua com os músculos reto femoral, sartório, pectíneo e tensor da fáscia lata para flexionar essa articulação. Com auxílio de todos esses músculos, o psoas maior é capaz de cumprir uma função mais importante: a conexão integral.

Visto que o condicionamento do *core* está em alta, é importante lembrar que todos os músculos dessa região devem estar em harmonia uns com os outros e que nenhum deles é priorizado. Muitos instrutores de *fitness* acreditam na expressão "umbigo em direção à coluna", sobretudo para recrutar o profundo músculo transverso do abdome. Deve-se levar em conta que isso é apenas uma ideia, que não deve ser utilizada em excesso ao contrair os músculos abdominais ou manter a coluna reta. O melhor alinhamento durante o movimento é a coluna neutra, em que as curvaturas naturais da coluna vertebral se compensam e permitem que os músculos exerçam seu trabalho com flexibilidade.

Com isso em mente, pode-se dar início à parte anatômica do livro.

Anatomia e biomecânica do psoas

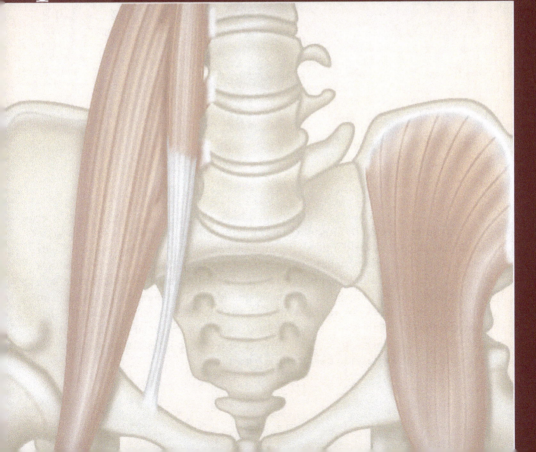

O grupo muscular iliopsoas: localização e ações

Situado profundamente entre a face anterior da articulação do quadril e a parte inferior da coluna vertebral está o músculo **psoas maior**. Às vezes chamado de "poderoso psoas", é o músculo esquelético mais importante do corpo humano, pois é o único que interconecta as partes superior e inferior do corpo (a coluna vertebral aos membros inferiores). Isso o torna um músculo postural muito importante, além de motor (agonista) e estabilizador de dois complexos articulares diferentes: a articulação do quadril e as articulações da parte lombar da coluna vertebral. O músculo também está localizado perto do centro de gravidade do corpo e, portanto, atua na regulação do equilíbrio, além de influenciar a inervação e as energias sutis.

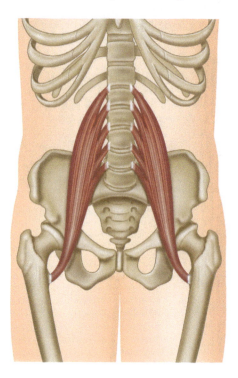

Figura 1.1 Psoas maior.

O **psoas** compreende um músculo **maior** e outro **menor**, sinergistas sobretudo na parte lombar da coluna vertebral. A diferença está em suas inserções distais: o maior conecta o fêmur à coluna vertebral (parte inferior à superior); o menor une a pelve à coluna vertebral. Alguns dizem que, por não ser tão utilizado atualmente, o menor se tornará extinto, pois era importante somente quando os humanos caminhavam com quatro apoios. É também um agonista muito fraco. Na verdade, em algumas pessoas esse músculo pode existir somente de um lado, ou até mesmo estar ausente. Quando se utiliza apenas a palavra "psoas", geralmente se refere ao músculo psoas maior, ou ao grupo muscular constituído pelo maior e o menor.

Não pronuncie "pessoas" – o "p" é mudo.

Ambos os músculos psoas compõem um grupo muscular maior denominado **iliopsoas**, que também inclui o grande músculo **ilíaco**. A contração simultânea dos músculos desse grupo promove a flexão do quadril. O iliopsoas é o mais profundo flexor do quadril, e possivelmente o mais forte como grupo muscular. O músculo ilíaco estende-se do fêmur ao ílio na pelve, enquanto o psoas maior apresenta inserção distal no fêmur e, após transpor a pelve, proximal (mais próximo ao centro do corpo) nos processos costiformes* da primeira à quinta vértebra lombar e às vezes no processo transverso da décima segunda vértebra torácica. A maioria dos autores afirma que isso permite – pelo menos parte do psoas – flexionar a parte lombar da coluna vertebral, embora haja controvérsias. Se o fêmur permanece fixo, o músculo ilíaco age na pelve, enquanto o psoas pode atuar na parte lombar da coluna vertebral. É capaz até de usar suas fibras lombares para estender a coluna. Essa contradição é explicada com mais detalhes adiante.

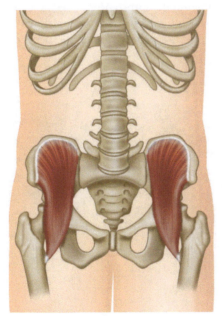

Figura 1.2 Ilíaco.

O músculo ilíaco também pode ajudar outros flexores do quadril, como o músculo reto femoral, a inclinar anteriormente a pelve. Esse movimento tende a acentuar a lordose lombar (curvatura da coluna vertebral de convexidade anterior), de modo que o psoas deve ser forte e flexível o suficiente para ajudar a estabilizar a região lombar em caso de hiperlordose, ou *sway back*,** uma das condições mais comuns de

---
*N. T.: Termo que designa os processos transversos nas vértebras lombares.
**N. T.: Apesar de muitos autores utilizarem os termos hiperlordose e *sway back* como sinônimos, eles são distintos, pois ao contrário da hiperlordose, na postura *sway back* há inclinação posterior da pelve e redução da lordose lombar.

má postura. Os músculos abdominais também podem ajudar a compensar isso (em especial o reto do abdome), assim como os extensores da coluna vertebral. O psoas torna-se seu próprio antagonista na estabilização entre a flexão e a extensão da parte lombar da coluna vertebral.

> Centralizar a pelve por meio de músculos que não incluam o psoas maior e manter as curvaturas naturais da coluna vertebral (posição neutra) é crucial para que o psoas possa cumprir sua principal função sem fatigar-se.

Estudos sugerem que os músculos psoas, por formarem um feixe muscular ao redor da parte lombar da coluna vertebral com os músculos **transversoespinais** inferiores (Fig. 1.5), podem ajudar a estender a porção inferior da coluna, enquanto outras fibras podem flexioná-la. De qualquer forma, como músculo do *core*, o psoas é uma força que atua no correto alinhamento do corpo. Além disso, é de extrema importância na transferência de peso do tronco para os membros inferiores durante a caminhada (e mesmo parado em pé), pois ajuda a posicionar coluna, pelve e fêmur entre si.

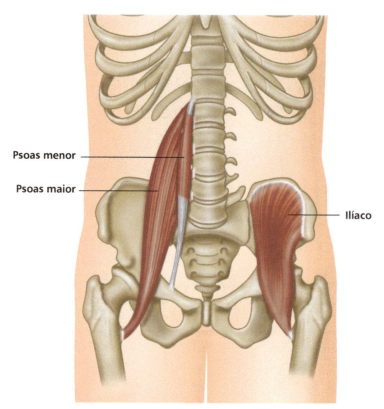

Figura 1.3 O grupo muscular iliopsoas. Imagine a estrutura muscular nos dois lados do corpo para ter ideia da extensão total desse grupo.

O profundo e poderoso grupo do iliopsoas é composto por três músculos que, ao contraírem de forma simultânea, podem mover a coxa em direção anterior (flexão do quadril) juntamente com outros músculos anteriores do quadril. Quando a pelve permanece fixa, pode-se isolar o músculo psoas maior ao levantar a perna na frente do corpo, como na posição "V-sit". Com a gravidade como resistência, os psoas são ativados para sustentar vigorosamente a parte lombar da coluna vertebral e também para atuar no quadril.

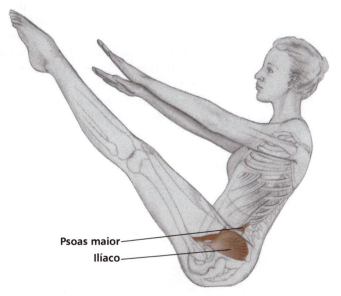

Figura 1.4 Posição V-sit para isolar o psoas maior.

Da mesma forma que a maioria dos músculos que atuam na coluna vertebral, o psoas também pode auxiliar na flexão lateral da porção inferior da coluna (o psoas direito contrairá e haverá flexão da coluna para o mesmo lado, ipsilateralmente) e na rotação contralateral (o psoas direito contrairá para produzir rotação para a esquerda). Essas contrações do psoas são muito menores e mais fracas em comparação com as que ocorrem em suas outras funções.

Proximidade do psoas maior a outras estruturas

O psoas trabalha com vários outros músculos importantes – discutidos ao longo do livro – para gerar e estabilizar determinado movimento. Nesta seção serão discutidos músculos coadjuvantes que constituem o grupo extensor da porção inferior da coluna vertebral.

O grupo muscular **transversoespinal**, parte da musculatura posterior profunda, é constituído dos músculos semiespinais, multífidos e rotadores. Os dois últimos formam, com o psoas maior, um feixe em torno da porção inferior da coluna vertebral que ajudam a estendê-la, o que está em conflito com a ação flexora desse segmento da coluna desempenhada pelo psoas. Neste momento pode-se aplicar o conhecimento prático e observar o resultado do trabalho de Thomas Myers em *Trilhos anatômicos* (Manole, 2017). Ele explica que as fibras superiores e anteriores da porção lombar do psoas auxiliam na flexão, enquanto as fibras posteriores inferiores ajudam na extensão. Outros cientistas descrevem o contrário. Enquanto a decisão ainda não foi tomada, o mais importante a ter em mente é que, em uma coluna estendida, o psoas atua mais como estabilizador do que como agonista, em que os músculos extensores e flexores da coluna mais fortes realizam grande parte da contração.

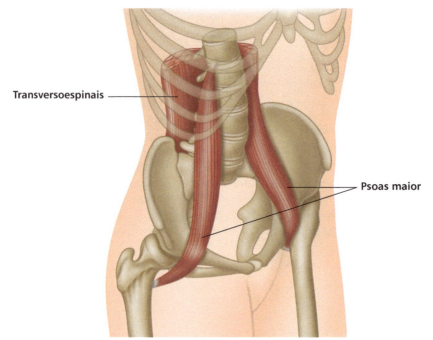

Figura 1.5 Músculos posteriores profundos em relação com o psoas maior.

A fim de palpar (tocar) a área do psoas deve-se começar na superfície anterior do corpo, cerca de 7,5 cm inferior e lateral ao umbigo, passar pelos músculos abdominais, alguns órgãos e outros músculos (o que é quase impossível). Na profundidade do *core* está o músculo psoas, um de cada lado da porção inferior da coluna vertebral. Em virtude de sua proximidade de órgãos, artérias e nervos, o acesso a esse músculo é

Capítulo 1: Anatomia e biomecânica do psoas

difícil, tornando-se muitas vezes desaconselhável. O músculo estende-se inferiormente em posição anterior à pelve e ao colo do fêmur para se fixar no trocanter menor, na área medial da extremidade proximal do fêmur. Dispõe-se posteriormente ao **ligamento inguinal**, o qual se estende da espinha ilíaca anterossuperior (EIAS) do osso do quadril ao tubérculo púbico – pontos ósseos proeminentes na região anterior da pelve de fácil localização. Pode-se sentir a contração dos flexores do quadril, ao localizar e pressionar a margem inferolateral da EIAS à medida que a coxa é levantada para a frente durante a flexão do quadril.

O **nervo ilioinguinal** realiza a inervação sensitiva dessa área e deve ser considerado durante o tratamento cuidadoso do músculo, assim como a proximidade da **artéria ilíaca externa** da margem medial do músculo. A continuação direta desse vaso é a **artéria femoral**, que irriga a maior parte do membro inferior. O **nervo genitofemoral** também pode ser afetado em decorrência de sua proximidade do psoas e deve ser levado em consideração no tratamento.

Como mencionado anteriormente, pode-se associar órgãos ao psoas por causa de sua localização central. Os **rins**, o **ureter** e as **glândulas suprarrenais** são bem proeminentes nas proximidades do plano mediano e devem ser abordados com cuidado durante a terapia para o psoas.

O psoas é revestido por **fáscia**, como ocorre com outros músculos. A fáscia é um tecido conjuntivo que envolve e separa músculos. A fáscia lombar (denominada **aponeurose** toracolombar) funde-se com a fáscia do psoas, que se estende da primeira vértebra lombar ao sacro, e da crista ilíaca aos músculos quadrado do lombo e ilíaco. Em seguida, a fáscia ilíaca conecta-se a, e recebe, o tendão do psoas menor (quando presente), assim como ao ligamento inguinal. Em direção à coxa, as fáscias do psoas e do ilíaco formam uma única estrutura denominada **arco iliopectíneo**. Esse arco fascial dispõe-se posteriormente aos vasos femorais, porém os ramos do **plexo lombar** são posteriores a ele, tornando-se uma área extremamente complexa.

Há uma grande **bolsa** (saco cheio de líquido que proporciona amortecimento) dentro da cavidade da articulação do quadril. Essa bolsa geralmente separa o tendão do psoas maior da cápsula articular e do púbis.

O posicionamento do psoas em relação ao membro inferior, pelve e tronco é mais importante. Ele atua como um conduto estrutural, orientando o suporte da coluna vertebral à medida que suas fibras musculares se estendem no sentido inferior e lateral. No entanto, essas fibras seguem imediatamente um percurso posterior em direção à coxa, tornando o psoas maior um músculo **fusiforme**, ou seja, em forma de fuso, mais amplo em sua porção central e mais delgado em ambas as extremidades, não muito diferente do bíceps braquial. Aparenta ter um formato trapezoidal alongado, contudo deve-se observar seu aspecto tridimensional, pois amplia-se ao espiralar-se levemente junto com a estrutura pélvica.

A suspensão do psoas desde o tronco até os membros inferiores ajuda a canalizar o movimento da coluna vertebral e a transferir o peso do tronco para a coxa durante os movimentos de locomoção, como ao caminhar. Se houver um desequilíbrio entre o psoas de um lado e do outro, imagine o que isso pode causar na marcha ou no passo de uma caminhada. Se ambos os músculos psoas (direito e esquerdo) são saudáveis e podem se mover livremente, há um fluxo constante para o movimento e as energias que ocorrem dentro dos sistemas do corpo.

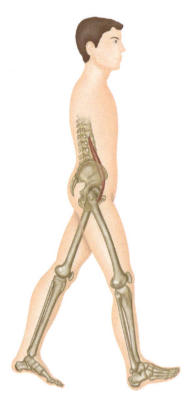

Figura 1.6 Músculos psoas em equilíbrio ao caminhar.

O psoas como um mecanismo importante

O psoas é considerado um músculo do *core* que atua como uma pedra fundamental, ou seja, uma base sólida central e superior aos "arcobotantes" dos fêmures e músculos das coxas. Esse importante conceito arquitetônico também pode ser observado na relação pelve óssea/membro inferior, e sustenta o corpo humano de modo similar a um arco na construção de edifícios.

O psoas estende-se em direção vertical da coluna vertebral ao membro inferior e diagonalmente através da pelve. Como um músculo esquelético que transpõe mais de uma articulação, torna-se biarticular (músculo que atua em duas articulações). Esse é um conceito muito importante, mas é interessante notar outro papel desempenhado pelo psoas: como uma prateleira, serve de apoio a órgãos internos, juntamente com a pelve, como uma bacia, e o assoalho pélvico.

Dessa forma, qualquer força do psoas (contração muscular) pode estimular e massagear órgãos como intestinos, rins, fígado, baço, pâncreas, bexiga urinária e/ou estômago. Mesmo os órgãos reprodutivos são afetados. Alguns órgãos internos profundos e centrais são denominados vísceras, de modo que a transmissão dos órgãos para o cérebro pode ser chamada de mensagem visceral. Em virtude de sua proximidade dos principais órgãos, o psoas pode atuar como reator para esses estímulos, afetando, portanto, o que comumente se denomina "sentimentos viscerais".

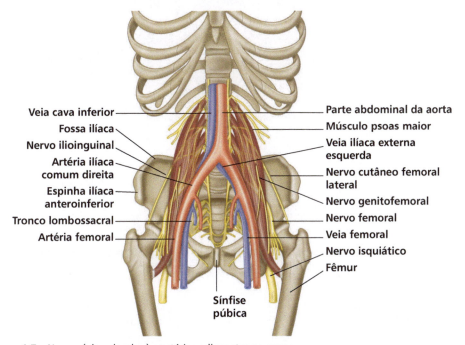

Figura 1.7 Nervos (plexo lombar) e artérias adjacentes ao psoas.

Além disso, ele pode afetar o suprimento nervoso, especialmente o **plexo lombar** que o atravessa. A **aorta** (maior artéria do corpo) apresenta um trajeto similar ao do psoas, de modo que a circulação e os ritmos corporais também podem estabelecer uma inter-relação com esse músculo.

Outro fato marcante é que o psoas e o **diafragma**, músculo respiratório importante, convergem para um ponto de união conhecido como plexo celíaco. Esse plexo não é uma estrutura anatômica específica como um órgão, um osso ou um músculo; corresponde a uma área posterior ao estômago, central e próxima ao umbigo, além de anterior à aorta e ao diafragma, que contém uma rede nervosa. Está associado ao antigo sistema de chakras e discutido em detalhes na seção sobre espiritualidade (Parte 3) deste livro.

O músculo psoas

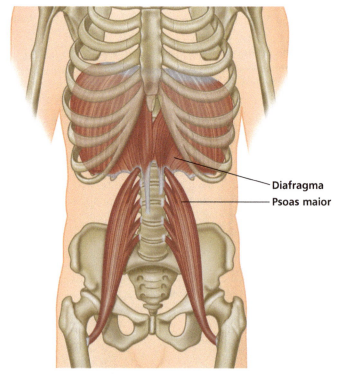

Figura 1.8 O psoas e o diafragma convergem para o ponto de união conhecido como plexo celíaco.

Não surpreende que o psoas seja tão especial. Foi chamado de "brincalhão escondido", "psoas opinioso", "grande impostor", "maestro" e "músculo de luta ou fuga", entre outras coisas. Meu incrível fisioterapeuta, Dr. Gary, o chama de "glúteo anterior". Que identidade maravilhosa.

O psoas é capaz de:

- Equilibrar o *core*.
- Estimular órgãos e nervos.
- Contrair, liberar, estabilizar, neutralizar ou deteriorar como qualquer outro músculo.
- Conectar a parte superior à inferior do corpo.
- Gerar movimento e fluxo para ser transmitido a todo o corpo.

Além disso, pode se adaptar às diferenças de várias maneiras, desde que esteja liberado (não rígido ou "congelado") e saudável. Os capítulos seguintes demonstrarão como manter o músculo equilibrado em vários tipos de exercícios e discutirão seu papel no estado emocional e espiritual do ser humano.

O psoas afeta todo o indivíduo.

Manter o psoas saudável

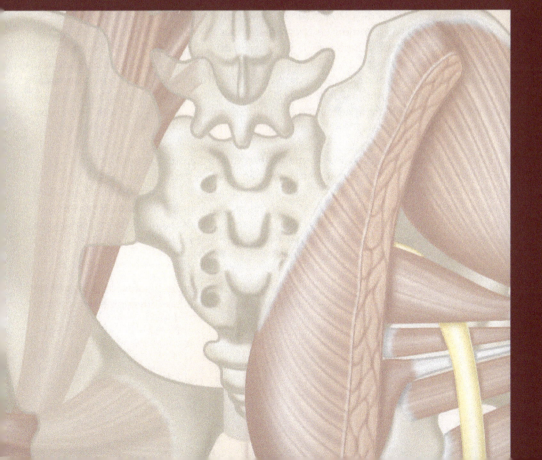

Ficou comprovado no Capítulo 1 que o psoas maior desempenha várias funções. Ele está localizado no *core* e sobrecarrega-se principalmente por causa disso. Mais uma vez, é importante notar que outros músculos devem ser fortes e flexíveis para permitir que o psoas permaneça saudável e adaptável. Esses músculos são os abdominais, os extensores da coluna vertebral e os antagonistas posteriores como o glúteo máximo. Qualquer músculo que possa auxiliar na centralização e no equilíbrio da pelve, como o quadrado do lombo e os rotadores profundos, também ajuda a aliviar o psoas para conectar o tronco aos membros inferiores e agir como um mensageiro de forma econômica. Os exercícios a seguir podem ajudar a restaurar a vitalidade dos psoas.

O exercício "dê uma pausa ao psoas": posição de descanso construtivo para todos

Essa posição de decúbito dorsal foi ensinada por muitos anos. O sistema foi desenvolvido por Mabel Todd no início do século XX em Boston e depois em Nova York como alternativa à educação física militar rigorosa. Ela chamou esse método de *Postura Natural*. Sua ideologia foi mais tarde denominada *Ideocinese*, uma ideia de movimento utilizado para melhorar a coordenação muscular por meio de imagens mentais. Criativo, porém científico, esse processo é baseado na anatomia funcional com facilidade e repadronização do movimento, e foi adotado por grandes universidades, como Columbia, NYU e Juilliard.

No final da década de 1920 em Nova York, Lulu Sweigard, estudante e posteriormente colega de Todd, chamou essa postura de posição de descanso construtivo (PDC). Outras estudantes, como Barbara Clark, Sally Swift e, mais tarde, Irene Dowd, tornaram-se professoras de renome no campo da Ideocinese, e pessoas em todo o mundo estudaram-na e abraçaram-na como forma de reequilibrar os esforços físicos equivocados de uma maneira mais natural. Além disso, esse é um conceito do qual Joseph Pilates tomou conhecimento após a guerra, quando se mudou para Nova York e começou a trabalhar com cantores e dançarinos; também ensinado pela Técnica de Alexander.

Na atualidade, essa posição é amplamente praticada; é difícil encontrar uma dançarina profissional ou terapeuta corporal que não tenha experimentado seus benefícios. Aprendi a PDC como uma posição de descanso horizontal há muitos anos na NYU e ainda a utilizo por razões que vão desde cólicas abdominais e uterinas até o relaxamento de vários músculos, em particular o psoas. É uma ótima maneira de dispensar a contração muscular, pois permite que o esqueleto (e a gravidade) realize o trabalho de alinhamento neutro em estado de repouso.

Técnica: comece deitado em decúbito dorsal (posição supina) sobre uma superfície plana e firme. Flexione os joelhos e mantenha os pés (plantas) em contato com o solo

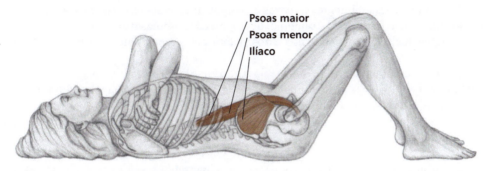

Figura 2.1 A posição de descanso construtivo.

e afastados na largura do quadril. Pode-se colocar um apoio sob a cabeça a fim de que fique alinhada com a coluna vertebral. Alguns praticantes preferem manter os quadris, os joelhos e os pés alinhados; se houver dificuldade de execução e muita tensão muscular, apoie um joelho no outro com os pés ligeiramente afastados e os dedos dos pés voltados medialmente.

> O fêmur repousará gentilmente no acetábulo do quadril, evitando a "contenção" dos flexores do quadril. A coluna vertebral apresentará suas curvaturas naturais. Ambos os padrões liberam o psoas.

Pode-se cruzar os cotovelos na frente do tórax; se essa posição apresentar desconforto, relaxe os membros superiores no solo. (Lembre-se: essa é uma posição de repouso.)

Imagem mental:

1. Feche os olhos e imagine a coluna vertebral em toda a sua extensão.
2. Imagine uma linha de energia descendo pela coluna, curvando-se em sentido superior entre os membros inferiores, subindo pela frente do corpo e descendo novamente pela coluna.
3. Uma linha de energia cíclica está ativa; inspire à medida que desce pela coluna, expire quando sobe pela frente, similar a um "zíper sendo puxado para fechar uma jaqueta" ao redor do tronco.
4. Sinta o peso da cabeça se dispersar no solo, não do dorso, porém alinhada com a coluna vertebral neutra.
5. Relaxe e deixe que as vértebras alinhadas e os ossos da pelve suportem o corpo sem usar os músculos.
6. Sinta-se como se estivesse pendurado pelos joelhos sobre um cabide ancorado superiormente, com as coxas de um lado e as pernas do outro.

7. Concentre-se mentalmente nas coxas e imagine uma pequena cachoeira que cai dos joelhos para o interior do acetábulo, liberando os músculos das coxas.
8. Imagine que outra cachoeira escoa dos joelhos pelas canelas até os tornozelos. Não tenha pressa.
9. Sinta os pés, assim como os olhos, relaxando em piscinas de água fresca.
10. Repasse várias vezes e lentamente essa série completa de imagens, durante 10 minutos pelo menos. Quando terminar, não se sente, simplesmente role para um lado e levante devagar até sentar-se, de modo a não prejudicar o alinhamento obtido.

(Não consigo me lembrar de todos os professores maravilhosos que me ensinaram essa estratégia, mas agradeço aos mentores Andre Bernard e Irene Dowd.)

O psoas encontra-se relaxado junto à parte lombar da coluna vertebral. Ao assumir essa posição, seria útil que alguém pronunciasse lentamente a lista de imagens para ajudar a orientá-lo. O quadril está liberado; mesmo flexionado, ele não está ativo contra resistência, de modo que o psoas está em repouso. Este exercício pode ser executado diariamente, a qualquer hora, por qualquer pessoa e permite que os psoas "façam uma pausa". Ao praticar a técnica pela primeira vez, pode-se sentir desconforto físico, e até sentimentos emocionais (ver Parte 2).

> Na PDC, o corpo cederá à gravidade – relaxe e torne-se equilibrado e receptivo ao seu alinhamento e postura naturais.

Há outra posição que é muito eficaz para liberar o psoas, conforme descrito pelo método Egoscue, um regime de exercícios desenvolvido por Pete Egoscue para aliviar a dor articular crônica (ver Bibliografia). Similar em princípio à PDC, o indivíduo deita-se no solo com uma ou ambas as pernas repousadas sobre um bloco ou apoio, com altura equivalente ao comprimento do fêmur. O apoio suporta o peso da perna e possibilita que o peso da coxa incida diretamente no acetábulo do quadril, liberando assim o psoas e outros músculos do quadril e da coluna vertebral. Mantém-se o maior tempo possível nessa posição para se obter o relaxamento desejado. Se não houver apoio disponível, pode-se apoiar os pés em uma parede, afastados na largura do quadril, com os joelhos flexionados e os quadris diretamente alinhados sob eles. Abdominais supra (*crunch*) podem ser introduzidos sem contração excessiva do psoas.

Capítulo 2: Manter o psoas saudável

Entender o "centro": exercícios de estabilidade pélvica – nível I

Para entender e sentir o conceito de uma pelve estável, tente o seguinte:

1. **Respiração profunda:** deite-se em decúbito dorsal com os joelhos flexionados, os pés no solo afastados na largura do quadril e as mãos apoiadas na parte anterior dos ossos do quadril para se certificar de que estão alinhados entre si. Respire de forma natural, mas profundamente, contraindo o transverso do abdome sob forte expiração – você sentirá como se a cintura estivesse "apertando" durante a expiração. Faça isso por pelo menos cinco respirações completas, mantendo a pelve estável.
2. **Inclinações pélvicas:** assuma a mesma posição do exercício anterior, com os membros superiores ao lado do corpo. Durante a inspiração, permita que a pelve se incline para a frente; a parte anterior dos ossos do quadril (EIAS) move-se para cima, enquanto o cóccix permanece em contato com o solo. Expire e force o umbigo em direção ao solo à medida que a pelve se inclina para trás. Repita isso lentamente cinco vezes, em seguida retorne à posição normal, representada pela curvatura da coluna neutra. O sacro, não a região lombar, ficará apoiado no solo, com a pelve centralizada.

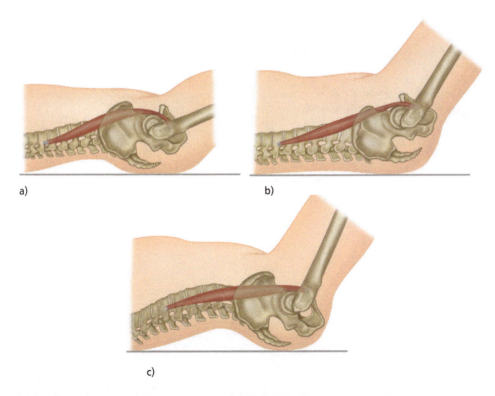

Figura 2.2   Inclinações pélvicas: a) coluna neutra, b) inclinação posterior, c) inclinação anterior.

3. **Exercícios pélvicos rotacionais:** deite-se na posição de decúbito dorsal do primeiro exercício com os membros superiores ao lado do corpo. Eleve os quadris até cerca de cinco centímetros do solo, forçando os pés contra o solo. Experimente estes três movimentos:
   a. "Caminhe" com os quadris de um lado para o outro 6 vezes.
   b. Role (gire) os quadris de um lado para o outro 6 vezes.
   c. Desenhe um número oito com os quadris 6 vezes.

   Para terminar, desça com a parte inferior da coluna e descanse a pelve na posição neutra. Não se pode deixar de sentir a localização do centro depois deste exercício.

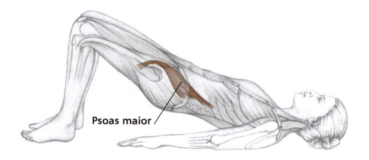

Figura 2.3 Exercícios pélvicos rotacionais.

Para ajudar a visualizar o movimento pélvico nos exercícios 2 e 3, utilize como referência a figura seguinte.

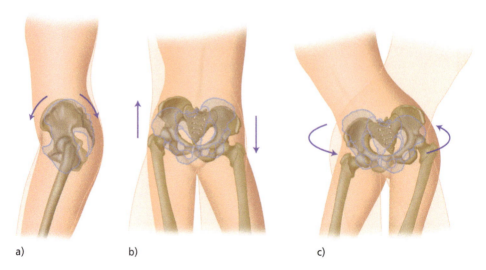

Figura 2.4 A pelve pode se movimentar em três planos: a) sagital (plano 1), b) frontal (plano 2), c) horizontal (plano 3).

Plano 1

No plano sagital, a pelve pode ser movimentada para a frente e para trás, conhecida geralmente como inclinação pélvica (Fig. 2.2). Como ponto de referência use a espinha ilíaca anterossuperior (EIAS), que pode ser palpada na região anterior dos ossos do quadril. Movimente a pelve para a frente e para trás. Com a inclinação anterior da pelve, a parte lombar da coluna vertebral sofrerá hiperextensão e os quadris flexionarão. Com a inclinação posterior, a parte lombar da coluna flexionará, contraindo os músculos psoas e abdominais.

Plano 2

No plano frontal, a pelve sofrerá rotação medial e lateral, como ao "balançá-la" para um lado e para o outro. Além disso, a parte lombar da coluna vertebral se moverá lateralmente e os quadris realizarão abdução e adução.

Plano 3

No plano horizontal, a pelve roda no sentido medial (para dentro) e lateral (para fora), embora esse movimento seja bastante limitado e não possa acontecer sem a ajuda das articulações sacroilíacas, lombares e dos quadris. É semelhante a uma "torção".

Esses exercícios mobilizam a região pélvica sem alongamento excessivo (*overstretching*). Quando áreas sensíveis, como a articulação sacroilíaca, se tornam muito frouxas, isso pode resultar, no mínimo, em incômodo, e talvez progredir para lombalgia crônica. Quando são hiperestendidos, os ligamentos não conservam a tensão para manter a integridade da articulação, então há um "rearranjo" da estabilidade articular, e os tendões musculares trabalham em dobro para mantê-la estável. **O psoas é sobrecarregado na medida em que também compensa as disfunções sacroilíacas.**

Para explicar com mais detalhes, a pelve possui duas importantes áreas articulares: a **articulação sacroilíaca (SI)** e a **articulação do quadril**. A articulação SI, entre o sacro e cada ílio (os dois lados da pelve), é a menos móvel. É considerada uma articulação plana e torna-se mais dinâmica durante o parto.

Existem fortes **ligamentos** que conectam os ílios ao sacro. Portanto, parece razoável presumir que muitas mulheres após o parto podem experimentar uma transformação sacroilíaca em decorrência da frouxidão ligamentar. Isso pode causar desconforto na região lombar que pode ser tratado com alguns exercícios de força para neutralizar a frouxidão. O exercício de agachamento descrito na página 22 é um movimento de força ideal para essa área quando realizado em posição de rotação lateral do quadril. Os *grand pliés* do ballet também são úteis.

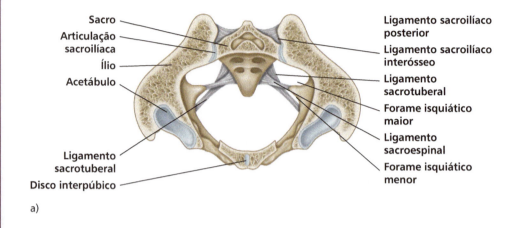

a)

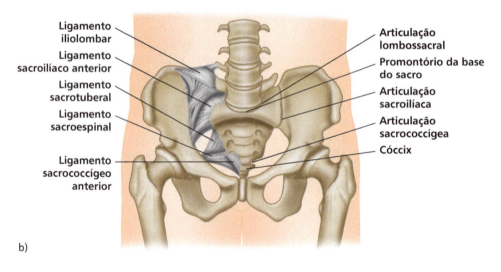

b)

Figura 2.5 A articulação sacroilíaca: a) corte transversal da pelve, b) ligamentos da pelve.

Os seis rotadores laterais profundos do quadril são **músculos** pequenos que podem ser recrutados para auxiliar na estabilidade da articulação SI, visto que se estendem do sacro ao fêmur, através da pelve. Essa musculatura inclui o **piriforme**, dois **gêmeos**, dois **obturadores** e o **quadrado femoral**. Observe a Figura 2.6 e repare no posicionamento do nervo isquiático posterior ao piriforme. Se o músculo estiver muito contraído, ele comprimirá o nervo e constituirá um fator importante na "ciática". O alongamento SI, descrito na página 25, aliviará essa pressão.

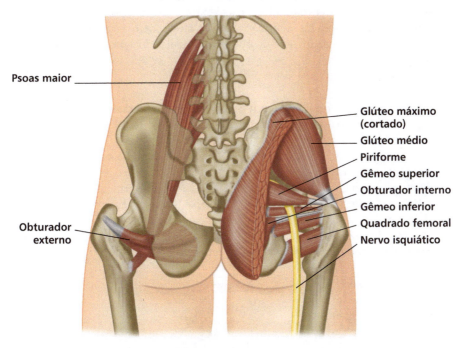

Figura 2.6 Os seis rotadores laterais profundos.

Exercícios para a articulação sacroilíaca

Exercícios que promovem recrutamento adequado dos músculos abdominais, eretor da espinha, glúteo máximo e os rotadores laterais profundos do quadril ajudam a articulação sacroilíaca a permanecer forte e flexível, como o psoas deve ser. Esses exercícios podem ser complementares aos exercícios de estabilidade pélvica.

1. **Agachamentos** (nível I/II): há muitos mitos sobre agachamentos, e a maioria das pessoas não os consideraria um exercício para a articulação SI. Executados de maneira adequada e sem resistência exagerada, eles podem gerar ótimos resultados em prol da força pélvica, do *core* e do quadril, aumentando a proteção da articulação SI e do psoas.

   Técnica:
   a. Comece em pé, de frente para um espelho, com uma cadeira atrás de você.
   b. Segure um bastão ou faixa acima da cabeça sem levantar os ombros. O latíssimo do dorso, a fáscia e as costelas se afastam da pelve.
   c. Contraia os músculos abdominais e os eretores da espinha à medida que flexiona os joelhos para sentar-se.
   d. Recue os quadris em direção à cadeira, flexionando-os firmemente. Mantenha a cabeça e o peito à frente sem expandir a caixa torácica. O movimento será mais eficaz se a parte superior das coxas atingir um plano paralelo ao solo.
   e. Mantenha-se sentado por 10-20 segundos. O glúteo máximo e o *core* estarão ativos nesse momento, assim como ao retornar à posição inicial.

Repita esse exercício 5-10 vezes, estendendo o corpo para cima e ligeiramente para trás entre cada repetição para expandir a região anterior dos quadris. Não perca a contração do *core* e do glúteo máximo, tampouco hiperestenda a parte lombar da coluna, durante o alongamento.

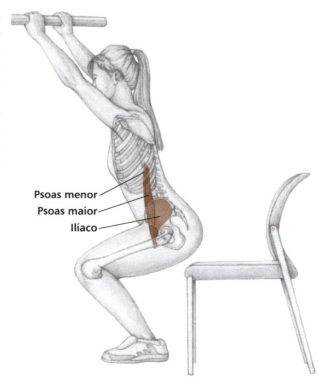

Figura 2.7 Agachamento.

2. **Torções de coluna** (nível I): torções de coluna em pé são os exercícios de rotação mais benéficos quando o glúteo máximo também precisa ser ativado.

Técnica: fique em pé, com os pés afastados na largura dos quadris. Mantenha a pelve voltada para a frente e gire a parte superior da coluna vertebral (torácica e cervical) para a direita, enquanto contrai o glúteo máximo e recruta a musculatura do *core* (não exagere – realize contrações leves). Alongue a coluna vertebral e respire profundamente enquanto a mantém rodada. Os quadris podem rodar levemente; isso protegerá a parte inferior da coluna, a articulação SI e o psoas. Repita do outro lado.

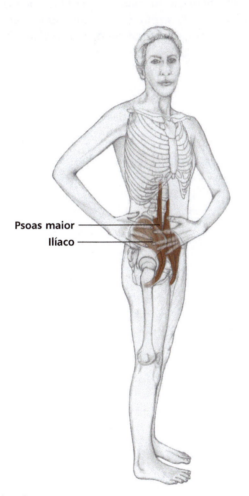

Figura 2.8 Torção de coluna.

3. **Equilíbrio mão/joelho** (nível I/II).

Técnica: fique em posição de mesa ("quatro apoios") e certifique-se de que as mãos estejam alinhadas sob os ombros e os joelhos sob os quadris.

Nível I: estenda um membro inferior para trás, até o nível do quadril, e o membro superior oposto para a frente. A pelve permanece centralizada com o *core* contraído.

Nível II: fique na posição descrita no nível I, porém com os membros de apoio alinhados entre si. Isso estreitará a base e aumentará a dificuldade de manter-se em equilíbrio. Fique nessa posição por 10-20 segundos. Adicione uma "sentada", recuando o glúteo máximo em direção ao calcanhar, e mantenha-se nessa posição para obter maior benefício.

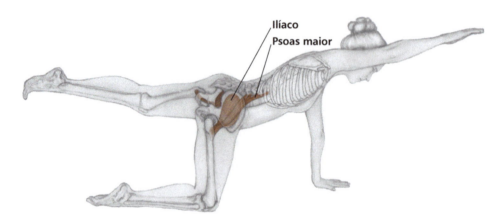

Figura 2.9   Equilíbrio mão/joelho.

4. **Alongamento SI** (nível I): se esta área estiver muito enrijecida, pode-se alongá-la lentamente com este exercício. A parte superior do psoas também é envolvida, enquanto a distal é liberada. Este exercício também é ótimo para o trato iliotibial e os glúteos menores.

Técnica: deite-se em decúbito dorsal com os membros inferiores estendidos e os superiores estendidos e abduzidos (braços abertos). Flexione um joelho em direção ao tórax e deixe-o pender para o lado oposto; permita que os quadris rolem com ele. Mantenha os ombros em contato com o solo, sem forçá-los. Respire e relaxe; nunca force uma torção. Repita com a outra perna.

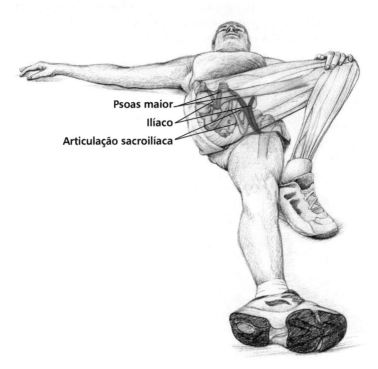

Figura 2.10 Alongamento da articulação sacroilíaca.

Obter equilíbrio: exercícios de estabilidade em posição ortostática

O psoas age de certo modo como um pêndulo, pois ao caminhar permite a oscilação do pesado membro inferior para a frente a partir da coluna vertebral. Sabendo disso, é de suma importância que a pelve permaneça centrada enquanto o psoas se dedica ao movimento. É evidente que haverá uma ligeira mobilização da pelve, porém continuará a ser o centro ainda que se mova "com" o movimento.

A pelve possui dois ossos laterais interpostos pelo sacro no plano mediano; os dois lados precisam estar em equilíbrio um com o outro. Os principais músculos estabilizadores como o **quadrado do lombo** e o **transverso do abdome** podem ser recrutados para favorecer a centralização da pelve e liberar o psoas para ajudar na transferência de peso no movimento em posição ortostática (vertical).

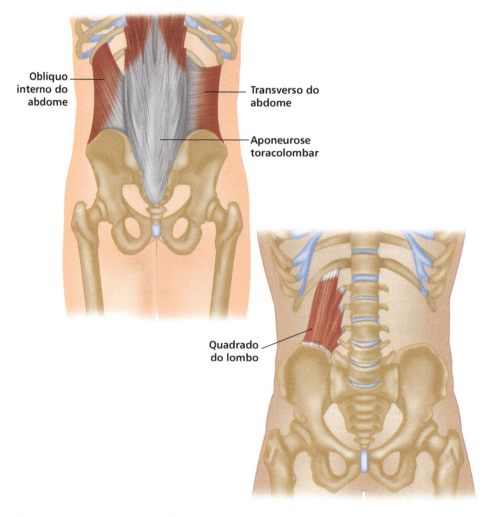

Figura 2.11 Os músculos estabilizadores: quadrado do lombo e transverso do abdome.

1. **Andar sem rebolar** (nível I): é difícil evitar o balanço dos quadris (inclinação lateral). Mantenha a pelve centrada e deixe que os membros inferiores se movam livremente, caso contrário o psoas será sobrecarregado. A pelve rodará um pouco, com um lado para a frente e o outro lado para trás alternadamente. Deixe isso acontecer à medida que o membro inferior oscila para a frente.

2. **Equilíbrio unipodal:** (nível II): há muitas opções para serem escolhidas – tente a seguinte:

   a. **Exercícios de ballet na barra** como a posição *passé*.

Técnica: equilibre-se sobre um membro inferior e posicione o outro em *passé* (joelho flexionado, quadril rodado lateralmente, dedos do pé apontados para a face medial do joelho do membro de apoio). Com os quadris nivelados, pode-se permanecer equilibrado enquanto os membros inferiores e o *core* se fortalecem. Para aumentar a força, apoie-se na barra ou na parede e fortaleça o membro inferior de apoio executando *pliés* e *relevés* (flexionando o joelho e em seguida subindo até o coxim metatarsal [bola do pé]). Sempre movimente o joelho alinhado sobre os dedos do pé.

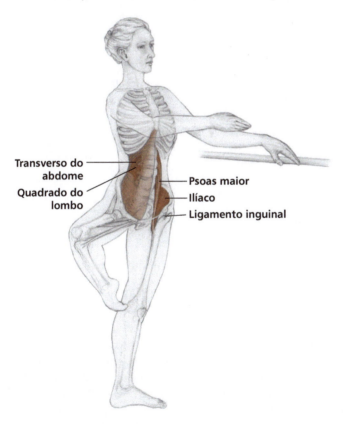

Figura 2.12 Postura ortostática de equilíbrio, suporte e alinhamento na barra para ballet.

b. **Posturas de yoga** como a Postura da Árvore.

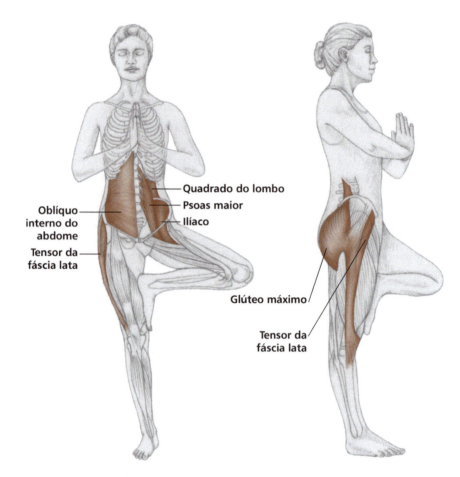

Figura 2.13   Postura da Árvore.

Em cada um dos exercícios de equilíbrio unipodal, mantenha a pelve centralizada sem levantar o quadril com o membro inferior elevado. Estenda a coluna vertebral, solte o cóccix e levante os abdominais, não os ombros. Relaxe a caixa torácica. Esse padrão corrigirá a maioria dos problemas de desalinhamento.

Observe o corpo em um espelho para ajudar a corrigir qualquer desequilíbrio. O lado de apoio é fortalecido de forma isométrica, enquanto o membro livre é fortalecido e alongado. O psoas trabalha de maneira diferente em cada lado, de modo que o equilíbrio da pelve auxilia na mecânica necessária para estabilização, fortalecimento e/ou alongamento.

Estimulação do assoalho pélvico: bolas e exercícios de Kegel

O assoalho pélvico é uma área de músculos profundos e inferiores próximo da base da coluna vertebral, no qual situa-se uma camada às vezes denominada diafragma urogenital, junto com outros músculos como o esfíncter, o bulboesponjoso e do períneo. Esses músculos desempenham funções importantes durante a respiração, sexo e parto, e constituem um centro para terminações nervosas sensitivas, assim como o psoas. Quando estimulada e fortalecida, essa área pode ter efeito sobre a energia, as sensações e as emoções. Órgãos como a bexiga urinária e os rins também são afetados.

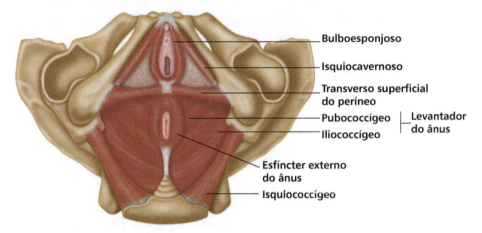

Figura 2.14 Músculos do assoalho pélvico.

Uma das melhores maneiras de desenvolver corretamente essa área central profunda é executar os seguintes exercícios:

1. **Terapia com bola** (nível I): um ótimo exercício depois de estar sentado por um longo período de tempo.
    a. Deite-se com pequenas bolas de exercício (10-15 cm de diâmetro) sob a pelve, no nível da parte inferior das nádegas. Flexione os joelhos com as plantas dos pés apoiadas no solo. A pressão das bolas permite que os órgãos se movam para cima, liberando o estresse do assoalho pélvico. Em seguida, o indivíduo pode levantar uma ou ambas as pernas, como na Postura do Bebê Feliz, da yoga (ver Parte 3), para centrar e fortalecer a área. Na Postura do Bebê Feliz, em decúbito dorsal, os joelhos estão flexionados e afastados um do outro com as coxas aplicadas contra a superfície lateral das costelas; as mãos podem segurar os pés paralelos ao teto. Para fortalecer a área abdominal inferior e o assoalho pélvico, experimente levantar verticalmente os quadris das bolas e repita 5-10 vezes.

Levantar e abaixar uma perna de cada vez a partir da posição estendida do membro inferior incorporará o trabalho do psoas, se necessário, tanto pelo fortalecimento como pelo alongamento, tornando-o elástico e responsivo. Termine com os dois membros inferiores estendidos no solo e a coluna relaxada na posição neutra para expandir a região anterior dos quadris.

b. Para estabilidade do *core*, mude a posição das bolas de modo que uma fique um pouco mais alta no quadril, sobre a articulação sacroilíaca. Posicione a outra bola na parte média do eretor da espinha do lado oposto, a cerca de 2,5 cm da coluna vertebral. Comece a "equilibrar o *core*", mantendo o peso de forma estável sobre as bolas; repita do outro lado. O exercício pode ser executado com os joelhos flexionados e as plantas dos pés apoiadas no solo.

> Após vivenciar o movimento da pelve contraposto pela estabilidade, pode-se desenvolver um padrão de alinhamento que reforce a mecânica correta para auxiliar o psoas.

2. **Exercícios de Kegel:** movimentos que fortalecem a musculatura do assoalho pélvico, nomeados em homenagem ao ginecologista Dr. Arnold Kegel.

Técnica: pode ser executada em posição de decúbito dorsal, sentado ou em pé: basta forçar para aproximar os ísquios, segure e respire. Isso eleva o assoalho pélvico e estimula toda a área, melhorando o tônus muscular. É utilizada na preparação para o parto e para combater a incontinência e auxiliar a função sexual. A relação com o psoas é estabelecida pelo equilíbrio e a sustentação ao fortalecer os músculos ao seu redor. Ao tentar aproximar os ísquios, não contraia os grandes músculos, como o glúteo máximo e os abdominais – músculos menores, incluindo os que controlam o fluxo de urina, precisam ser ativados para incorporar o assoalho pélvico.

"Elevar o assoalho pélvico" é uma sugestão que pode ser usada para ajudar a estabilizar o *core*, desde que seja descrita de forma que o paciente possa entendê-la. Frases como "contrair os abdominais inferiores" são eficazes e podem criar o movimento ascendente necessário. Isso afeta a conexão entre assoalho pélvico, transverso do abdome, psoas maior e diafragma de forma equilibrada e única.

Exercícios de fortalecimento do *core*

Quase todos os exercícios para fortalecer o *core* incluirão o psoas. A coisa mais importante a lembrar é que o psoas provavelmente já está sobrecarregado, de modo que outros músculos do *core* devem ser enfatizados.

1. **Flexão lateral** (nível I).

Técnica: fique em pé com os pés afastados na largura dos ombros. Mantenha o corpo ereto e incline-se para a esquerda ou para a direita. Este é um exercício de força e alongamento para os abdominais que pode ser realizado sentado, ajoelhado ou em pé. Estenda os membros superiores acima da cabeça para aumentar a dificuldade.

Motores primários: extensores da coluna vertebral. Abdominais.
Estabilizadores internos do core: quadrado do lombo. Psoas.

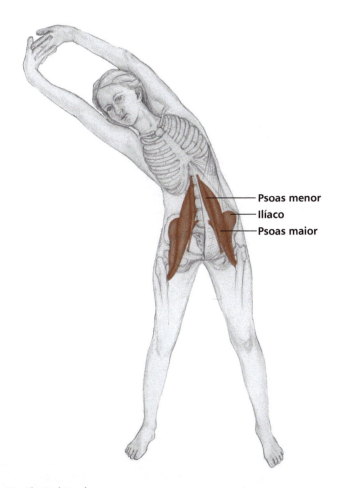

Figura 2.15 Flexão lateral.

2. *Sit-up* **parcial** (níveis I-II).

Técnica: deite-se em decúbito dorsal (posição supina) com os joelhos flexionados e os pés no solo. Flexione a coluna vertebral (sempre expire durante a flexão) para subir a meia distância da vertical e retorne ao solo, vértebra por vértebra, enquanto inspira.

Motores primários: reto do abdome.
Estabilizadores internos do core: psoas. Assoalho pélvico.

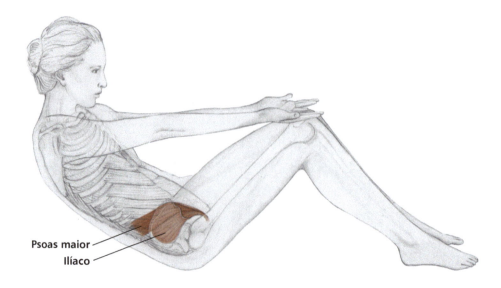

Figura 2.16 *Sit-up* parcial.

3. **Moinho de vento** (nível I).

Técnica: fique em pé com os membros superiores estendidos para os lados, toque o tornozelo esquerdo com a mão direita, levante-se e repita do outro lado. Isso desencadeará as três ações do oblíquo externo do abdome e propiciará um exercício de força e alongamento. É um movimento suave, pois a rotação contra resistência é mínima – flexione os joelhos ligeiramente para evitar hiperestendê-los.

Motores primários: oblíquos interno e externo do abdome. Rotadores e extensores da coluna vertebral.
Estabilizadores internos do core: quadrado do lombo. Psoas. Grupo dos transversoespinais.

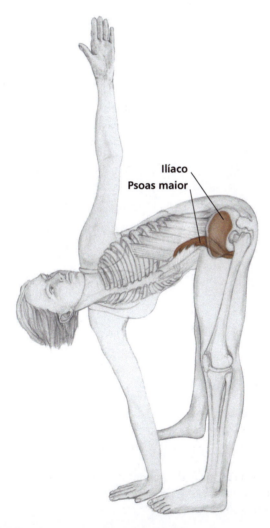

Figura 2.17 Moinho de vento.

4. **Abdominais supra (*crunch*) com rotação na cadeira romana.**

Técnica: (este exercício sobrecarrega a parte lombar [inferior] da coluna vertebral, portanto certifique-se de que os abdominais estejam fortes para executá-lo.) Sente-se no sentido transversal em um banco de musculação com os pés firmemente apoiados no solo. Deite-se lentamente em posição curvada (flexionada) até ficar paralelo ao solo; retorne. Para isolar os oblíquos, gire a coluna, alternando os lados ao retornar.

Motores primários: reto do abdome. Flexores do quadril.
Estabilizadores internos do core: psoas. Assoalho pélvico.

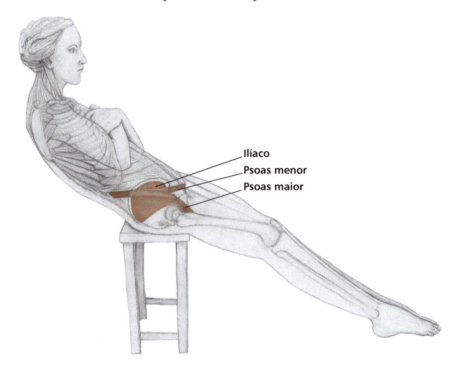

Figura 2.18 Abdominais supra (*crunch*) com rotação na cadeira romana.

5. **Rolamentos de quadril.**

Técnica: deite-se em decúbito dorsal, com os joelhos junto ao tórax, os membros superiores estendidos para os lados na posição em "T" e as palmas para baixo. Movimente os joelhos para um lado e depois para o outro.

Faça isso pelo menos cinco vezes; inspire durante o movimento lateral, expire ao retornar para o centro, contraindo o *core*. Se sentir dor nas costas, não movimente os membros inferiores até o solo.

Motores primários: oblíquos do abdome.
Estabilizadores internos do core: transverso do abdome. Psoas.

Exercícios de alongamento

Uma vez que o psoas apresenta vários pontos de inserção e funções, é complicado saber quando e onde precisa ser alongado. A regra mais importante é: **ao passar muito tempo sentado, a parte inferior do psoas fica relaxada em um estado de encurtamento e precisa ser alongada e aberta para neutralizar a flexão do quadril em posição sentada**. Isso será proporcionado pelos seguintes exercícios.

1. **Alongamento abdominal por elevação do tronco** (nível I): os abdominais devem estar contraídos neste exercício para não lesionar a parte inferior da coluna vertebral.

Técnica: deite-se em decúbito ventral e posicione as mãos próximo dos ombros. Mantenha os quadris no solo, olhe para a frente e levante o tronco enquanto estende os cotovelos. Se houver dor nas costas, não estenda totalmente os cotovelos, e sempre force os ombros para baixo, afastando-os das orelhas.

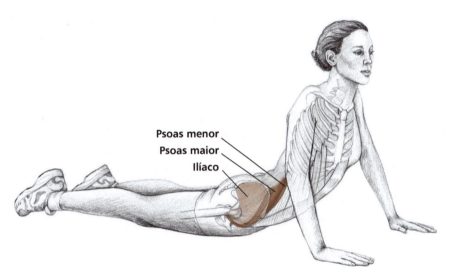

Figura 2.19 Alongamento abdominal por elevação do tronco.

2. **Meia ponte** (nível I).

Técnica: deitado em decúbito dorsal com os joelhos flexionados e as plantas dos pés apoiadas no solo, levante o cóccix do solo; comece a elevar os quadris até um nível em que se sinta confortável. O peso deve ser distribuído de maneira uniforme sobre os pés e as escápulas. Se houver desconforto na área sacroilíaca, mantenha a perna de apoio reta enquanto levanta o quadril.

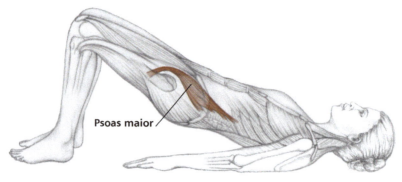

Figura 2.20   Meia ponte.

3. **Elevação unilateral de quadril** (nível I).

Técnica: deite-se em decúbito dorsal com os joelhos flexionados, pés no solo afastados na largura dos ombros, e membros superiores estendidos para os lados como apoio. Mova a perna direita para o lado com o pé em contato com o solo. Levante o quadril esquerdo do solo, mantendo-se nessa posição para permitir o alongamento. Repita do outro lado. Se houver desconforto na área sacroilíaca, mantenha a perna de apoio reta enquanto levanta o quadril.

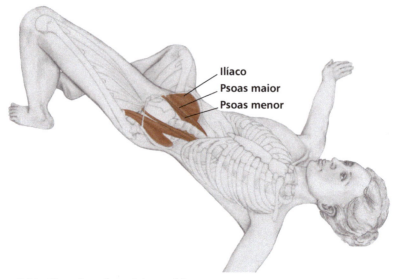

Figura 2.21   Elevação unilateral de quadril.

4. **Avanço (alongamento do corredor)** (nível I/II).

Técnica: comece em pé, com o pé esquerdo avançado e o membro inferior direito para trás. Flexione o joelho da frente até ficar alinhado diretamente sobre os dedos dos pés; deslize o membro inferior direito para trás até ficar paralelo ao solo, se possível. Mantenha os pés direcionados para a frente e não deixe que o joelho da frente avance além dos dedos. A coluna vertebral deve estar ereta e as mãos apoiadas no solo ou na face anterior da coxa. Os flexores do quadril são fortalecidos no membro avançado e alongados no membro recuado. Mantenha-se nessa posição por aproximadamente 30 segundos e em seguida repita do outro lado.

Variação: empurre os quadris para a frente e abaixe o joelho de trás até o solo para alongar mais o psoas. Intensifique o alongamento deslizando o membro inferior direito ainda mais para trás com o calcanhar fora do solo.

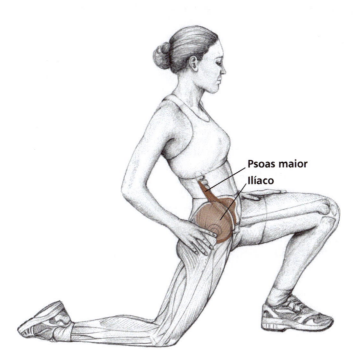

Figura 2.22 Variação de avanço (alongamento do corredor).

Consulte o Capítulo 4 sobre pilates, e a Parte 3 para exercícios de yoga que também fortalecem ou alongam a área do psoas.

Análise: realidade ou mito?

O psoas é um músculo.
Realidade – provavelmente foi um dos primeiros músculos esqueléticos. Sempre que se refere ao psoas, é importante lembrar que o músculo geralmente mencionado é o psoas maior do grupo muscular iliopsoas.

O psoas causa lombalgia.
Realidade – pode, contudo, haver outro motivo para essa dor, e o psoas geralmente não é o principal culpado.

O psoas não é um flexor do quadril.
Mito – ainda em discussão, seu papel como flexor do quadril não é tão importante, mas, como parte do grupo muscular iliopsoas e por seu trajeto, o psoas pode ajudar nessa função, dependendo do movimento.

O psoas é componente do *core*.
Realidade – compõe a parte mais profunda do *core*, pois se insere nos processos costiformes das vértebras lombares e estende-se anteriormente sobre a pelve.

O psoas não pode ser palpado.
Mito – pode ser tocado, porém à custa de interferir em outras estruturas e estimular a resposta involuntária de "luta ou fuga".

O psoas se move nos três planos.
Realidade – pode encurtar ou alongar minimamente nos planos sagital, frontal e horizontal, mas é sobretudo um músculo do plano sagital.

O psoas atua sozinho.
Mito – é de fato extremamente difícil de ser isolado, pois sua ação é sinérgica com a de vários outros músculos.

O psoas pode ser alongado.
Realidade – no quadril, qualquer movimento que posicione a coxa atrás da pelve constitui um alongamento para a parte inferior do psoas do mesmo lado.

O psoas é motor mais do que estabilizador.
Mito – na parte lombar da coluna vertebral, e também em seu trajeto até o fêmur, o psoas torna-se mais importante como estabilizador e músculo postural.

O psoas é o único músculo que conecta as partes superior e inferior do corpo. Realidade.

3

O estresse da lombalgia

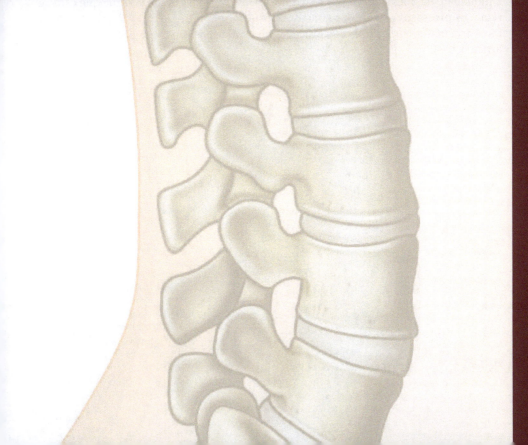

A parte inferior (lombar) da coluna vertebral é um sistema elaborado de nervos, ossos, músculos, ligamentos e outros tecidos que juntos compõem uma das áreas mais acometidas do corpo. Somente nos Estados Unidos, a lombalgia tornou-se uma "doença" de proporções desconhecidas, que gerou um número ilimitado de pedidos de indenizações de seguros, desemprego e deficiência, com perda de bilhões de dólares por ano. A lombalgia pode ser aguda (curto prazo) ou cronicamente progressiva, com sintomas que variam de dor à incapacidade de se levantar e andar.

Anatomia da região lombar

A parte lombar desempenha as mesmas funções que o restante da coluna vertebral: sustentação, mobilidade, conexão, equilíbrio e proteção. As diferenças estão em sua localização e tamanho. A região lombar sustenta o peso da parte superior do corpo; por essa razão suas vértebras são maiores e mais espessas, mas isso também pode limitar o movimento. Além disso, também é componente essencial do *core*.

Existem cinco vértebras lombares, localizadas aproximadamente no centro do corpo. Por serem maiores e mais espessas do que as outras vértebras da coluna, também são mais pesadas. Formam uma curva lordótica, ou seja, uma curvatura anterior ou para a frente, o que compensa a curvatura torácica posterior. Os discos intervertebrais (cartilagem entre os ossos) correspondem a um terço da espessura dos corpos vertebrais e conferem mobilidade durante a flexão, extensão e flexão lateral; mas a rotação é limitada pela disposição retilínea, comprimento curto e grande volume que caracterizam os processos espinhosos (situados posteriormente), associados à orientação das faces articulares (superfícies dos processos articulares de uma vértebra que compõe as articulações).

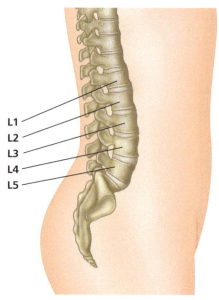

Figura 3.1 Parte lombar da coluna vertebral.

Da mesma forma que nas ilustrações anteriores, aqui o psoas também apresenta localização central, com fixação nos processos costiformes (lateralmente) das vértebras lombares. Portanto, o psoas torna-se um dos principais músculos que podem afetar o estado da região lombar, assim como o posicionamento da pelve. A parte inferior da coluna vertebral e a pelve são interdependentes: devem permanecer em equilíbrio e alinhadas entre si para funcionar da maneira correta. Qualquer incongruência afetará outras áreas, da parte superior da coluna aos pés, e até mesmo induzirá tensão na mandíbula. Todo o comprimento do corpo é significantemente afetado, em particular a região lombar.

Pode ser difícil determinar as causas de lombalgia em cada indivíduo. As causas mais comuns de dor são:

- Má postura.
- Fraqueza muscular (abdominais, psoas, eretores da espinha).
- Condições hereditárias.
- Lesão súbita.
- Problemas no disco intervertebral.
- Envelhecimento.
- Sobrepeso.
- Distúrbios nervosos.

Embora todas as idades, nacionalidades e ambos os sexos possam ser afetados, o principal grupo acometido contém pessoas entre 30 e 60 anos. Foram realizadas muitas pesquisas para explicar os motivos desse sofrimento lombar generalizado, e os resultados mostram que estilos de vida cada vez mais sedentários, associados a exercícios intermitentes vigorosos, são os principais culpados.

Exercícios direcionados ao psoas e assoalho pélvico para beneficiar a região lombar

Esta é uma rotina nível I de 10 minutos (dependendo da lesão) para a região lombar. Todos os exercícios são realizados no solo em decúbito dorsal e podem ser feitos diariamente.

Aquecimento: deite-se em decúbito dorsal, com os joelhos flexionados e os pés apoiados no solo. Respire profundamente e contraia o transverso do abdome em forte expiração ("comprimindo a cintura"), para estabilizar a parte inferior da coluna vertebral/pelve.

1. Inclinações pélvicas: incline devagar a pelve para a frente e para trás cinco vezes (p. 17).
2. Alongamento: deite-se em decúbito dorsal e puxe os joelhos em direção ao peito – segure por até um minuto, respirando profundamente.*
3. Alongamento: cruze um tornozelo sobre o joelho contralateral flexionado e movimente os membros inferiores de um lado para o outro cinco vezes, com os

---

* O trabalho de respiração é importante – uma aula particular com um instrutor qualificado ajudará nesse aspecto e também corrigirá qualquer desalinhamento ou uso indevido.

membros superiores estendidos para os lados. Alterne a posição dos membros inferiores e repita. Veja uma variação na página 25.

4. Mobilização da coluna: meia ponte (p. 36). Aproxime os ísquios (Kegel) para aumentar o trabalho no final, antes de abaixar a coluna.

5. Estabilização e força da coluna vertebral: este exercício inclui trabalho de psoas e flexores do quadril. Deite-se em decúbito dorsal, levante (não mais de 30 centímetros) e abaixe uma perna cinco vezes. Mantenha a coluna vertebral e os abdominais alongados e a pelve estável. Repita com a outra perna. Nunca levante as duas pernas juntas – isso sobrecarrega a região lombar. Você pode se virar e executar o mesmo movimento em decúbito ventral, certificando-se de que o *core* esteja contraído.

6. Alongamento perna cruzada: este é um alongamento para a articulação sacroilíaca, piriforme e outros músculos da região lombar. Deite-se em decúbito dorsal e cruze um joelho sobre o outro (coxas juntas). Role lentamente para o lado oposto da perna superior e mantenha-se na posição por cerca de 10 segundos, em seguida role para o outro lado e segure por 10 segundos. Alterne as pernas e repita.

Desaquecimento: posição de descanso construtivo (pp. 14-16).

Causas de dor nas costas: situações

Situação 1: o atleta de fim de semana

A maioria das pessoas nesta categoria terá dificuldade em reconhecer isso. Ninguém quer admitir que já não é mais um atleta sério que costuma treinar quase todos os dias da semana.

Existem milhões de pessoas – estudantes ou profissionais – que passam mais tempo sentado e menos tempo em movimento. O tempo é um fator importante, na medida em que o estresse da vida cotidiana, como trabalhar, criar uma família, deslocar-se e estudar (para citar alguns), consome momentos preciosos que também poderiam incluir cuidar da saúde.

A gestão do tempo é importante e a falta dela levou ao surgimento de um novo mercado de cursos, vídeos e afins para ajudar a aconselhar e ensinar pessoas normalmente inteligentes a lidar com suas vidas diárias. Todos somos culpados, pois permitimos que muitas coisas interfiram em nossa própria saúde. O interesse pela condição física do corpo não pode ser negligenciado por muito tempo, pois isso acarretará lesões como a lombalgia.

Situação 2: crianças

No momento, a maioria das pessoas está ciente da tendência crescente da obesidade infantil. Nos Estados Unidos, um país em que tanta coisa está disponível para a maioria da população, os hábitos alimentares incorretos e o enorme tempo que se passa sentado afetaram a saúde das crianças.

Como primeira-dama, em 2009, Michele Obama dedicou-se prioritariamente a esse problema durante sua estada na Casa Branca mediante o lançamento do programa "Let's Move". Ao unir pais, filhos, professores, líderes e profissionais da área médica, espera-se que, por meio do esforço da comunidade e da atenção do país, essa epidemia seja contida. A atividade física precisa ser incluída no processo, pois o excesso de peso pode afetar a região lombar, entre outras coisas.

Situação 3: o obsessivo

Esta situação opõe-se às duas anteriores no que se refere ao movimento. Para atender aos propósitos deste livro, o *obsessivo* é o praticante "louco" – aquele que treina demais. O exemplo de corpo "tipo A"; essa pessoa não sabe quando parar e pode se exercitar todos os dias, durante horas. O corpo cansa, mas a pessoa continua, o que afeta a própria fisiologia das articulações e dos músculos. Eles podem ser sobrecarregados ao extremo, sem absorver nutrientes suficientes para mantê-los funcionando corretamente.

Por esse motivo, segue a história abaixo.

História do psoas: o caso do abdome evasivo

Dr. Gary Mascilak, D.C., P.T., C.S.C.S.*

Dr. W é um homem de 28 anos que compareceu em meu consultório com lombalgia. Estudos mostram que mais de 8,5 em cada grupo de 10 pessoas, em algum momento de suas vidas, terão um episódio de dor nas costas que lhes causará mudanças em suas atividades diárias.

O desafio para os profissionais de saúde é sempre determinar a causa dos sintomas de seus pacientes. É como um trabalho de detetive: procuro indícios no modo como eles entram no meu consultório, como se sentam quando falo com eles, como movem o tronco em várias direções e, especialmente, como se agacham. A mobilidade dos quadris, a flexibilidade da musculatura dos membros inferiores e a força do *core* são apenas algumas áreas cuja avaliação é essencial.

O componente mais importante de um exame clínico é obter uma história completa. O dr. W parecia um pouco agitado durante esse processo, e eu não achava que sua reação fosse apenas por dor. Quando perguntei educadamente se ele se sentia muito desconfortável, ele disse que estava mais

---

*Dr. Gary Mascilak é diretor clínico e coproprietário da Integrated Health Professionals, um centro de reabilitação multidisciplinar em Sparta, Nova Jersey. Doutor em quiropraxia, fisioterapeuta, especialista certificado em força e condicionamento, e diplomado em ortopedia eleito pelo conselho. Em mais de 23 anos de experiência, tem tratado uma variedade de lesões ortopédicas e esportivas, de atletas adolescentes a profissionais. Ministrou aulas pelos EUA sobre técnicas de reabilitação e contribuiu com artigos para periódicos e revistas profissionais, incluindo *Runner's World* e *Sports Illustrated*.

decepcionado porque já não conseguia fazer suas coisas "normais" por mais de duas semanas. Ele aparentava estar em ótima forma, então lhe perguntei se o exercício era uma das últimas coisas que ele não podia fazer, pois indivíduos que treinam rotineiramente e depois têm que parar por alguma razão são privados de seus opiáceos e endorfinas naturais – substâncias químicas que promovem o "bem-estar" – e podem ficar um pouco "irritados".

Além disso, tendo percebido que o dr. W pode ser uma pessoa Tipo A, pensei ser imperativo entender em que o seu treino resultou, na medida em que o desempenho incorreto de exercícios ou o volume excessivo de um determinado exercício muitas vezes podem ser os culpados pelo desenvolvimento de desequilíbrios musculares e subsequente sintomatologia. Quando o dr. W informou ter feito 1.000 abdominais *sit-up* em um dia (duas séries de 500), percebi que havia descoberto um componente fundamental para a sua dor. O exame finalmente revelou a síndrome facetária lombar, um distúrbio em que as articulações da região lombar ficam comprimidas e irritadas. O arco côncavo normal (lordose) na região lombar estava bastante acentuado. A avaliação revelou um encurtamento marcante dos flexores do quadril em ambos os lados, e intensa sensibilidade à palpação bilateral do músculo psoas. Além disso, o exame revelou fraqueza significativa dos abdominais inferiores e do glúteo máximo, que não deveria ser o caso de alguém que treina quase duas horas por dia, cinco vezes por semana. Ele me forneceu os exercícios que praticava, e quando pedi para descrever um dos 1.000 abdominais *sit-up* que executava todos os dias, ele indicou um movimento básico de abdominal supra (*crunch*).

Os exercícios do dr. W estavam longe de ser uma rotina equilibrada e definitivamente não eram específicos para resolver seus desequilíbrios musculares, o que na verdade lhe causou lesão por repetição. Utilizava sobretudo os flexores de quadril para realizar o movimento em seu exercício habitual de *crunch*, compensando os abdominais fracos. Embora os *crunches* possam ser realizados com orientação adequada, boa postura e conhecimento sobre como empregar adequadamente a musculatura do *core* (incluindo o assoalho pélvico e os abdominais inferiores – transverso do abdome), prefiro treinar a parede abdominal com diferentes tipos de exercícios que permitam o recrutamento adequado dos referidos músculos estabilizadores e prevenir a hiperatividade e a compensação dos flexores do quadril e do psoas.

O *crunch* invertido é preferido ao clássico, na medida em que a pessoa aproxima ao máximo os joelhos do tórax e, por isso, posiciona o psoas de modo que auxilie na flexão do quadril, e não para ajudar os músculos abdominais em suas ações sobre a coluna vertebral (movimento de puxar os joelhos em direção ao tórax e levantar a parte lombar da coluna do solo). Certamente, a orientação adequada ainda é essencial e a postura precisa ser monitorada até que se tenha total domínio sobre ela.

Capítulo 3: O estresse da lombalgia

A liberação dos flexores do quadril no dr. W foi realizada por manipulação de tecidos moles, e ele foi instruído a fim de executar adequadamente exercícios de alongamento do psoas nos três planos de movimento. Além disso, recebeu exercícios e orientações para fortalecimento da musculatura glútea, abdominal inferior e outros músculos do *core*.

No período de três a quatro semanas, esses exercícios reduziram o excesso de curvatura no dorso do dr. W e aliviaram sua lombalgia. Como médico que tentou o autotratamento por mais de um mês sem melhoria real, dr. W perguntou-me como cheguei à conclusão sobre a causa de seus sintomas de maneira tão rápida. Disse a ele que depois de examinar logicamente todas evidências de seu caso, sobretudo sua história, a dedução final sobre a execução inadequada dos abdominais *sit-up* era bastante elementar (e não, o sobrenome do dr. W não era Watson).

Há mais situações, sem dúvida, porém as três descritas são as mais frequentes. Ao longo deste livro, é possível encontrar exercícios e/ou posições para aliviar a lombalgia. O apêndice, "A sociedade da flexão do quadril", também será um auxílio inestimável.

O capítulo a seguir abordará o programa de condicionamento mais específico do pilates e de que modo ele trabalha o psoas e a região lombar (causando sobrecarga se executado da maneira incorreta).

A coisa mais importante a ser lembrada em qualquer programa de exercícios é:

O equilíbrio muscular é fundamental para um corpo saudável.

O músculo psoas

Análise: realidade ou mito?

Lombalgia é uma doença.
Realidade – é um distúrbio específico que pode se tornar uma condição médica que afeta muitas pessoas e, portanto, é uma doença.

A parte lombar da coluna vertebral corresponde à região lombar.
Realidade – existem cinco vértebras lombares que, como uma área distinta, curvam-se anteriormente e compõem a parte principal da conhecida região lombar.

A parte lombar da coluna vertebral é considerada pequena.
Mito – embora inclua apenas cinco vértebras, seus corpos vertebrais são os maiores e mais pesados de toda a coluna vertebral.

A parte lombar da coluna vertebral pode se movimentar em todos os três planos.
Realidade – isso é verdade para todos os segmentos móveis da coluna vertebral, porém cada área com suas limitações. Na parte lombar da coluna, a rotação é mínima em virtude das características de seus processos e facetas ósseas.

A rotação como ação conjunta da área lombar deve ser forçada.
Mito – uma vez que a ação de rotação é mínima na região lombar em decorrência da configuração óssea, qualquer movimento vigoroso além do normal pode ser prejudicial. (Professores e estudantes de yoga: cuidado com a torção da coluna na área.)

Lordose é uma doença.
Mito – lordose é o termo usado para designar uma curva anterior ou côncava na coluna vertebral, que é a curvatura correta para as áreas lombar e cervical. Se a curva lordótica for acentuada, ela pode criar problemas, mas o termo em si indica a posição normal.

O psoas maior e a parte lombar da coluna vertebral estão conectados.
Realidade – os tendões proximais do psoas estão fixados em todas as cinco vértebras lombares.

O psoas é considerado um músculo abdominal.
Mito – compõe, junto com o quadrado do lombo, a parede posterior do abdome, mas não é um dos quatro principais músculos abdominais.

O psoas é um dos principais músculos que afetam a região lombar.
Realidade – como está localizado e se insere nessa região, sua condição demanda atenção em caso de lombalgia.

O ato de permanecer sentado pode causar problemas lombares.
Realidade – ver o apêndice sobre "a sociedade da flexão do quadril".

Psoas e pilates

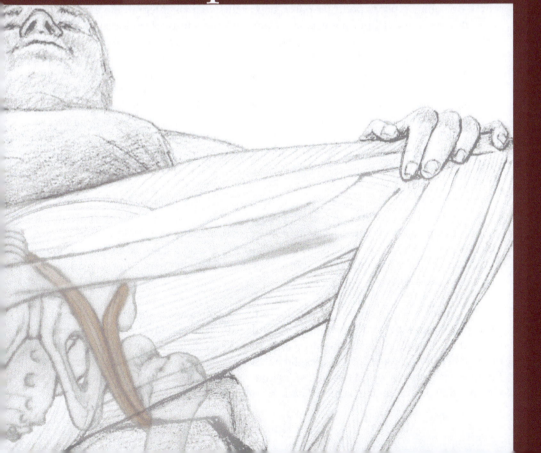

Um capítulo inteiro é dedicado a pilates, em virtude de ter se tornado um programa de condicionamento popular e bem-sucedido. Se o ensino é feito da maneira correta, um instrutor certificado em pilates pode efetivamente conduzir uma pessoa ou classe em um treino focado na prevenção de lesões, posicionamento correto do corpo e trabalho muscular. Há grande envolvimento do psoas, às vezes em excesso. O instrutor deve alertar corretamente o aluno, explicando as curvaturas da coluna vertebral neutra e não forçando o achatamento da região lombar. O uso de "umbigo em direção à coluna" é apenas uma imagem que ajuda na contração dos músculos abdominais e psoas a fim de aproximá-los da coluna vertebral para alongar em seguida; a compressão não é o objetivo. **Se o *core* for forçado em sua profundidade, não haverá liberdade de movimento. É preciso prática para obter a qualidade de movimento necessária que lhe permite fluir sem restrições. É um processo contínuo.**

Por que pilates?

Um treino de pilates baseia-se em conceitos de alinhamento corporal (em postura geral e também durante os exercícios), equilíbrio muscular ou falta dele, força e flexibilidade: todas as áreas em que o psoas atua, dependendo do movimento. Esta seção se concentrará no papel mecânico do psoas em relação aos exercícios "clássicos" específicos do pilates solo.

Quase todos os treinos de pilates incluem flexão/extensão de quadril e coluna vertebral, dos quais o psoas pode ser parte, não exclusiva, mas integral. Ele é conhecido como flexor do quadril porque está associado ao grupo muscular iliopsoas, e possui inserção na parte lombar da coluna vertebral, onde sua função ainda é discutida. No entanto, o psoas geralmente está envolvido no treino de pilates em razão de promover a conexão entre as partes superior e inferior do corpo. Isso o torna um músculo fundamental do *core*, juntamente com os abdominais, quadrado do lombo e outros extensores da coluna vertebral; mas é o único conectado ao membro inferior. Em todos os exercícios, esses músculos devem ajudar-se mutuamente a desempenhar suas funções no que se refere ao movimento e posicionamento do corpo. Se o psoas tiver que ser o único estabilizador, ele não será liberado o suficiente para ser receptivo. Quando a pelve é estável, o psoas pode fazer seu "trabalho".

Pilates é um excelente programa de treinamento com poucas desvantagens: do ponto de vista biomecânico, há muita flexão de quadril e não tanta extensão quanto a maioria das pessoas acredita. No entanto, ocorrem momentos de "alongamento" em todos os exercícios, o que pode compensar isso. Há também a possibilidade de muito trabalho de *core*. Os músculos com sobrecarga de trabalho tendem a ficar tensionados, e o *core* precisa respirar.

Evidenciar a respiração é essencial em todos os exercícios, assim como conhecer os princípios básicos de controle mental/muscular, um centro estável, fluxo equilibrado, consciência cinestésica e movimento sem tensão. A resistência e a força musculares são otimizadas quando se pratica pilates da maneira correta, com precisão e compromisso. Procure um instrutor de pilates que entenda essa abordagem e tenha profundo conhecimento do corpo humano, sem obrigá-lo a sofrer lesões.

A rotina clássica do pilates solo para iniciantes: movimento sem tensão

Listados em ordem de apresentação durante uma aula, os seguintes exercícios demonstram a ação do psoas. Lembre-se de que a maioria dos exercícios do pilates solo (exceto o Cem) é repetido cinco ou seis vezes, com ênfase em movimentos mais lentos e controlados.

1. **Cem** (*the hundred*): o psoas é fortalecido minimamente como flexor do quadril e da parte lombar da coluna vertebral e extensor da parte inferior da coluna, por isso é um dos músculos envolvidos neste exercício. Quando os membros inferiores estão estendidos para cima, em ângulo de 90 graus, e a pelve está fixa, o psoas ajuda a estabilizar a coluna vertebral, além de atuar com o ilíaco, de forma secundária, à medida que os membros inferiores descem até 45 graus. Durante o exercício, o psoas também flexiona, junto com os abdominais, a parte lombar superior da coluna e estabiliza a posição flexionada enquanto os membros superiores bombeiam 100 vezes. Tome cuidado para não flexionar a região lombar inferior, pois a coluna deve permanecer neutra.

O Cem pode começar como um exercício nível I, se os joelhos estiverem flexionados, e em seguida pode progredir para a categoria nível II discriminada acima (membros inferiores a 45 graus).

Técnica: deite-se em decúbito dorsal e em seguida flexione a coluna com os pés elevados ou apoiados no solo, joelhos flexionados (posicione os membros inferiores estendidos e/ou abaixados para uma técnica mais avançada). Mantenha-se nessa posição, e o "Cem" indica quantas vezes os membros superiores oscilam para cima e para baixo (deve-se mantê-los estendidos ao lado do corpo). Essa posição também fortalece os músculos anteriores do pescoço.

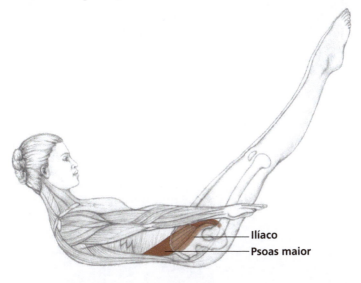

Figura 4.1 O Cem do pilates, nível II.

2. **Rolamento para cima** (*roll-up*): outro bom movimento para trabalhar o psoas, o Rolamento para cima, promove a contração mais intensa desse músculo durante a segunda metade do exercício, quando os abdominais começam a agir menos contra a gravidade à medida que o tronco é levantado à custa de maior flexão dos quadris e da coluna vertebral. Há um momento em que o psoas repousa sobre a coluna à medida que responde ao movimento.

   O Rolamento para cima geralmente é realizado no início de uma aula de pilates básico, mas depois de ensinar por muitos anos, percebi que a execução desse exercício com membros inferiores e superiores estendidos para a frente é, na verdade, um movimento intermediário para muitas pessoas. Comece com os joelhos flexionados e os calcanhares apoiados no solo, as mãos devem tocar o solo a fim de ajudar a região lombar e aumentar a consciência muscular, por permitir que ambos os lados do corpo (e os psoas) atuem de modo igualitário durante o Rolamento para cima. O rolamento para baixo (retorno) tem a mesma importância.

   Se esse movimento for muito fácil e o dorso responder de modo favorável, pode-se executá-lo com os membros inferiores estendidos.

   A ilustração mostra o nível II, que só pode ser realizado se os abdominais, o psoas e os músculos essenciais forem suficientemente fortes.

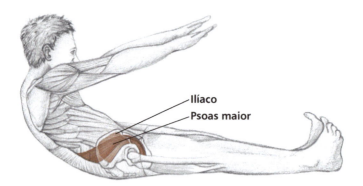

Figura 4.2 Rolamento para cima, nível II. Retraia os ombros à medida que estende os membros superiores para a frente.

Capítulo 4: Psoas e pilates

> Uma vez que possuem inúmeros encargos, os músculos psoas podem ficar sobrecarregados e extremamente fatigados. O conceito mais importante a lembrar é que o psoas precisa desempenhar corretamente todas as suas funções, sem ficar limitado à força e à tensão.

3. **Círculos com a perna** (*single leg circles*): exercício interessante do ponto de vista do psoas. A coluna vertebral é estabilizada por seus extensores, contração dos músculos abdominais e o solo. O psoas ajuda na região lombar. Com a coxa a 90 graus, movimente-a sequencialmente em círculos nos sentidos medial, inferior, lateral e superior, para completar as ações de adução, extensão, abdução e flexão do quadril (i. e., circundução); rotações também podem ser incorporadas. Além de estabilizar a coluna vertebral, o psoas maior atua como um discreto motor (agonista) na articulação do quadril como parte do grupo muscular iliopsoas.

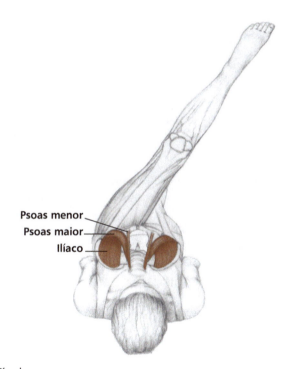

Figura 4.3 Círculos com a perna.

4. **Rolar como uma bola** (*rolling like a ball*): ao adotar uma posição de total flexão do quadril e da coluna vertebral, o foco desse exercício incide no controle da posição à medida que se realiza um rolamento da parte inferior da coluna vertebral até a parte média sobre um colchonete. Embora divertido de executar, algumas colunas são bastante salientes ou estão lesionadas para serem submetidas a rolamentos, portanto, tenha cuidado se sentir algum desconforto. O psoas atua como estabilizador, especialmente ao manter-se equilibrado sobre uma área logo atrás dos ísquios. Sua ação aumenta durante o rolamento ao subir para a posição equilibrada.

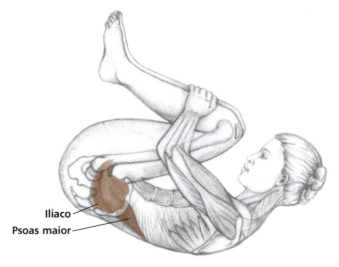

Figura 4.4 Rolar como uma bola.

Os próximos cinco exercícios (5-9) são conhecidos como série abdominal. Cada exercício é executado 5-8 vezes, com fluxo contínuo durante as repetições.

5. **Alongamento de uma perna** (*single leg stretch*): o psoas atua como um flexor fraco do quadril e parcial da coluna vertebral, mas apresenta ação importante sobretudo ao ser desafiado durante a mudança de posição de um membro inferior para o outro. Este é um exercício nível I, em que a concentração está no *core*; o trabalho de quadril é secundário.

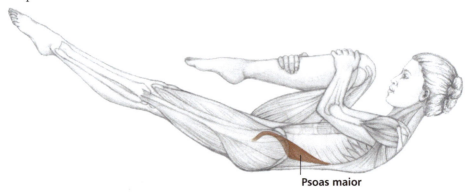

Figura 4.5 Alongamento de uma perna.

6. **Alongamento com as duas pernas** (*double leg stretch*): este exercício é uma versão mais difícil do Alongamento de uma perna, pois os dois membros inferiores são afastados do corpo ao mesmo tempo sem usar os membros superiores. Esse sistema avançado de alavancas permite um trabalho intenso dos psoas como conectores enquanto os abdominais atuam como estabilizadores. É um exercício difícil para pessoas que possuem abdominais e psoas fracos.

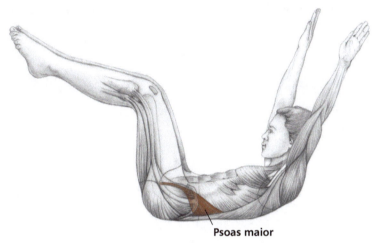

Figura 4.6 Alongamento com as duas pernas.

7. **Tesoura** (*scissors*): esse movimento é útil para alongamento dos posteriores da coxa, mas o psoas também está envolvido em pequena escala, tanto na flexão como na estabilização do quadril e da coluna vertebral, durante a alternância dos membros inferiores. Em vez de segurar a perna, estenda os membros superiores para a frente a fim de aumentar a dificuldade do exercício.

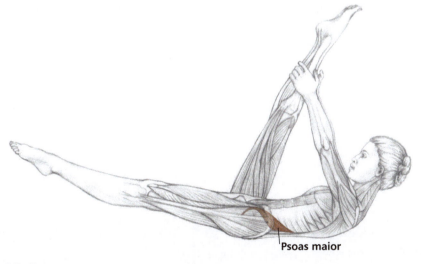

Figura 4.7 Tesoura.

8. **Abaixamento das pernas** (*leg lowers*): o nome descreve o movimento. Ao abaixar as pernas a partir de uma posição vertical (90 graus) o psoas atua como estabilizador da parte lombar da coluna vertebral, e ao retornar durante a elevação ocorre a contração de todo o grupo muscular iliopsoas, assim como de outros flexores do quadril; movimentar ambos os membros inferiores contra a gravidade não é tarefa fácil. Para proteger a região lombar, flexione levemente os joelhos como um exercício nível I e posicione as mãos sob a área sacral para amortecê-la. Tente manter a coluna neutra. Para aumentar a resistência, levante a cabeça e os membros superiores do solo.

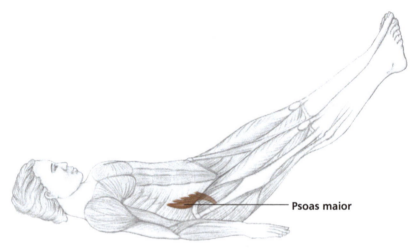

Figura 4.8 Abaixamento das pernas.

9. **Cruzamento** (*crisscross*): este é mais um exercício para o psoas, porém enfoca mais os músculos oblíquos do abdome. O psoas atua como estabilizador da parte inferior da coluna e flexor do quadril, embora de modo discreto. Ele atuará como um músculo profundo do *core* enquanto a pessoa alterna entre os lados. Não puxe o pescoço com as mãos; posicione-as levemente na nuca com os cotovelos voltados para a lateral, sem aproximá-los.

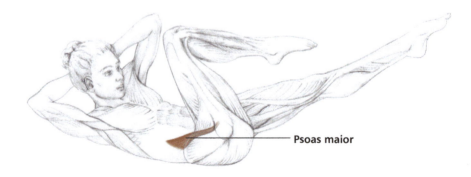

Figura 4.9 Cruzamento.

10. **Alongamento da coluna vertebral** (*spine stretch*): nesse alongamento há flexão do quadril e da coluna, que podem ativar o psoas, mas a coluna vertebral se estende contra a gravidade na segunda metade do exercício ao retornar à posição vertical. O psoas atua sobretudo com o grupo muscular transversoespinal para suportar a extensão da coluna durante o movimento ascendente a partir da posição flexionada. Para ajudar na consciência corporal, sente-se com o dorso encostado em uma parede; mantenha os ombros baixos durante a extensão da coluna.

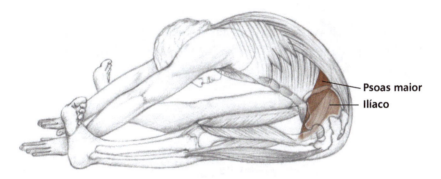

Figura 4.10 Alongamento da coluna vertebral.

Observe que até agora não houve muito alongamento designado para a área do psoas e chegamos praticamente à metade de uma aula clássica de pilates solo. Apresentarei o seguinte alongamento neste momento.

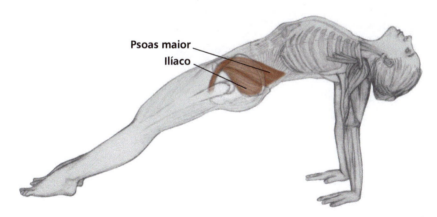

Figura 4.11 Prancha invertida (*Purvottonasana*).

11. **Saca-rolhas** (*corkscrew*): o psoas é um músculo importante durante este exercício, já que atua como estabilizador em algumas posições e motor em outras. Considerado um exercício difícil pela maioria das pessoas, implica executar movimentos circulares com os membros inferiores unidos enquanto a cabeça, a coluna vertebral e a pelve permanecem estáveis no solo. Levante os quadris ao final de um círculo, se possível, a fim de contrair não apenas os psoas, mas também os músculos pélvicos profundos. O movimento de Kegel (Cap. 2), que é uma "contração" para aproximar os ísquios, pode ser executado neste exercício desde que os quadris sejam elevados no final.

Não é aconselhável mover os membros inferiores abaixo de 45 graus em direção ao solo. Pode-se posicionar as mãos sob o sacro para proteger a região lombar.

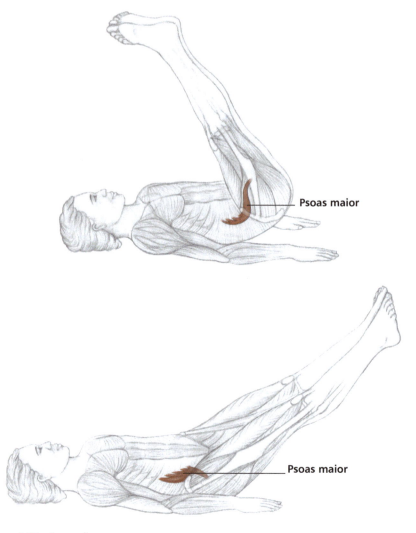

Figura 4.12 Saca-rolhas.

12. **Serrote** (*the saw*): este movimento é semelhante ao Alongamento da coluna vertebral, com inclusão de rotação da coluna, em que o psoas realiza grande trabalho como estabilizador e extensor da parte lombar da coluna contra a gravidade. Este é um dos exercícios mais específicos do método pilates, no qual se deve dedicar total atenção ao alinhamento, posicionamento e controle do *core* durante todo o movimento; não se trata de alcançar os dedos dos pés.

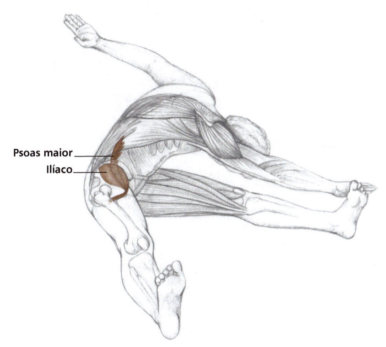

Figura 4.13 Serrote.

13. **Preparação para o mergulho do cisne** (*swan prep*): finalmente um exercício para alongamento de psoas. A primeira parte deste exercício enfatiza a elevação da metade superior do corpo enquanto a inferior permanece no solo. Isso alongará a região anterior dos quadris, onde estão localizados os segmentos distais dos psoas, os quais também ajudam a estabilizar a parte inferior da coluna vertebral.

A segunda parte do exercício consiste em elevar a metade inferior do corpo enquanto a superior permanece no solo, e também alongar os psoas na região anterior dos quadris. Além disso, os psoas também estão ativos para suportar a parte lombar da coluna vertebral.

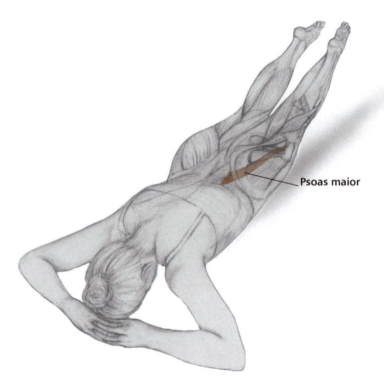

Figura 4.14 Preparação para o mergulho do cisne.

14. **Chutes com uma perna** (*single leg kicks*): o psoas é levemente alongado na região anterior do quadril quando uma pessoa se posiciona em decúbito ventral e, apoiada nos cotovelos, flexiona os joelhos alternadamente. Os músculos do *core*, em especial os abdominais e a porção superior do psoas, suportam a parte inferior da coluna vertebral quando contraídos.

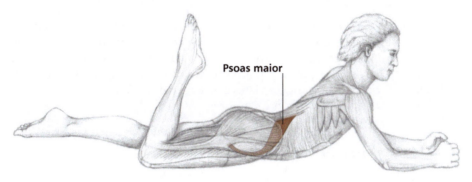

Figura 4.15   Chutes com uma perna.

15. **Postura da criança**: uma das poucas posturas de descanso na aula de pilates solo para iniciantes. Ela alonga a parte inferior da coluna vertebral por alongamento dos músculos, incluindo a porção superior do psoas. É uma posição de repouso.

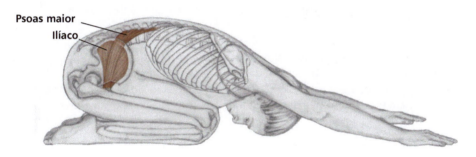

Figura 4.16   Postura da criança.

O psoas maior ajuda na estabilização do *core* nos próximos exercícios. A posição do membro superior para qualquer exercício em decúbito lateral é: nível I, cabeça apoiada no braço estendido no solo com a mão do outro membro posicionada na frente do tórax; nível II, levante o tronco e apoie-se sobre o antebraço estendido no solo à frente, ou como ilustrado na Figura 4.17; o nível III é mostrado na Figura 4.18. Em geral são executadas lentamente cinco repetições para cada membro inferior em cada exercício.

16. **Elevações laterais da perna** (*side leg lifts*): este exercício concentra-se nas ações sobre a articulação do quadril em que o psoas não está ativo, como abdução e adução. Se o membro inferior estiver rodado lateralmente, ele pode incorporar o psoas de forma discreta, por exemplo, como na ilustração a seguir. Para aumentar o desafio adicione movimentos circulares com o membro inferior.

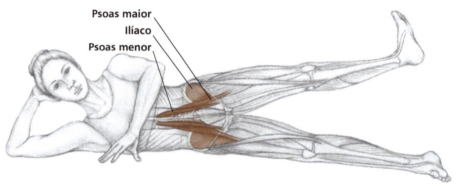

Figura 4.17   Elevações laterais da perna.

17. **Chutes laterais** (*side leg kicks*): ótimo exercício para o psoas, pois ele trabalha para manter o tronco estável, enquanto ajuda como flexor do quadril. Em decúbito lateral, o membro inferior mais alto executa dois chutes (flexão do quadril), em seguida move-se para trás durante a extensão do quadril. Esta última ação alonga o psoas.

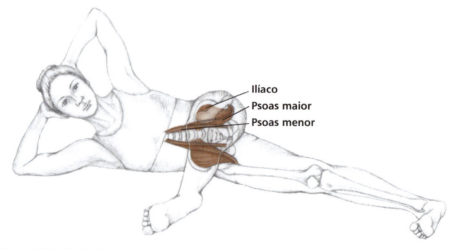

Figura 4.18   Chutes laterais.

18. **Elevações da perna apoiada** (*bottom leg lifts*): a elevação da perna apoiada contra a gravidade fortalece os adutores do quadril. O psoas atua principalmente como estabilizador durante a extensão da coluna vertebral.

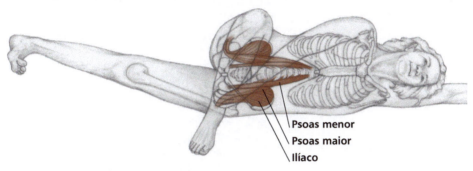

Figura 4.19 Elevações da perna apoiada.

Alongamentos: dois alongamentos que podem ser executados nesse momento são o **meia ponte** (para os flexores do quadril, como o iliopsoas) e o **perna cruzada** (na página seguinte; para rotadores laterais do quadril, glúteos, TIT e extensores da parte inferior da coluna vertebral).

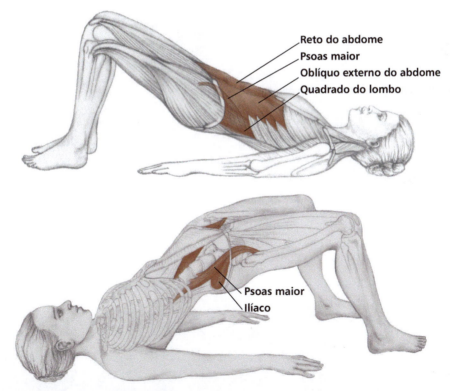

Figura 4.20 Alongamento meia ponte.

Alongamento com a perna cruzada (*crossed-leg stretch*): outro alongamento clássico. Deite-se em decúbito dorsal, cruze o tornozelo do membro de trabalho sobre o joelho do outro membro e puxe a parte inferior da coxa com as duas mãos em direção ao tórax.

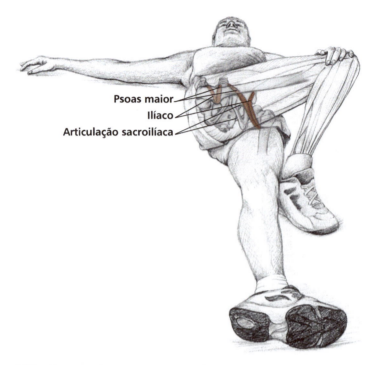

Figura 4.21 Alongamento com a perna cruzada.

19. **Meio abdominal em V** (*the half-teaser*): uma vez que esta é uma lista tradicional para iniciantes em exercícios de solo, o abdominal em V habitual geralmente é muito difícil para esses praticantes. No nível I, não estenda as duas pernas enquanto está deitado no solo – apenas uma, levantada até a altura do joelho; mantenha a outra perna flexionada, com o pé no solo. Aperte as coxas enquanto você rola devagar para cima e para baixo sob controle. Alterne as pernas após 3 repetições.

Neste exercício, o psoas é motor no lado da perna estendida e estabilizador no lado do joelho flexionado.

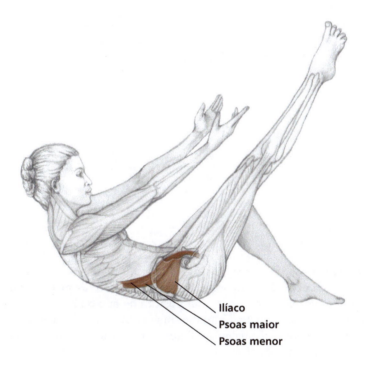

Figura 4.22 Meio abdominal em V.

20. **Foca** (*the seal*): a partir da posição sentada, flexione os quadris e a coluna vertebral, segure os tornozelos pela lateral com as mãos e afaste os joelhos para os lados, com os calcanhares juntos. O psoas atuará como estabilizador e músculo do *core* durante a maior parte do exercício. Role para trás e para a frente três vezes ao longo da coluna vertebral, batendo as plantas dos pés como diversão nos extremos superior e inferior dos rolamentos. (Semelhante ao Rolando como uma bola, descrito anteriormente, com inclusão de rotação lateral do quadril.)

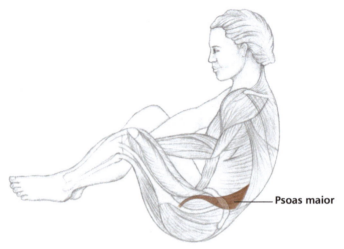

Figura 4.23 Foca.

21. **Final** (*the end*): a partir da posição vertical (em pé), incline-se anteriormente com os joelhos ligeiramente flexionados até tocar o solo com as mãos. Caminhe para a frente com as mãos até assumir uma posição de apoio na frente (prancha). Se desejar execute flexões no solo. Caminhe com as mãos de volta aos pés, mantendo o *core* contraído, e tente não balançar. Retorne à posição vertical. O psoas ajuda a estabilizar o *core* durante todo o exercício.

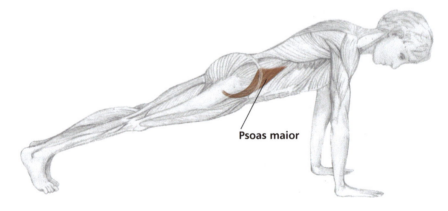

Figura 4.24 Final.

> Para reiterar, o psoas só pode manter uma resposta saudável se outros músculos do *core* forem adequadamente ativados. Muito esforço durante o exercício repetitivo resultará em desequilíbrio e exaustão.

Observações sobre o equipamento para pilates

Aparelhos para pilates

Os aparelhos utilizados em um treino de pilates podem variar do exclusivo Reformer a outros como cadeiras Wunda e altas, Trapézio, Cadillac, Barris com e sem escadas, Pilates Stick, Torre e muito mais. Um instrutor pessoal de pilates plenamente treinado é fundamental como orientador durante a execução completa de um programa de exercícios. Esse é um treino intenso e consistente que incorpora o psoas como estabilizador e motor na maioria dos exercícios. Deve-se ter cuidado, como na aula de pilates solo, para se concentrar no esforço muscular correto, de modo que o psoas não seja sobrecarregado.

Outros equipamentos

O uso de anéis, faixas, bolas, barras flexíveis, cordas, rolos, *ped-o-pulls* e outros acessórios é vantajoso pois aumenta-se a resistência para dificultar o treino. A integridade física original aprendida em uma aula de solo básica, e mantida, pode ajudar qualquer pessoa que começa a treinar com o equipamento.

Alerto que o trabalho do pilates é eficaz, mas não por si só.

> Uma rotina de condicionamento de pilates, associada a yoga e caminhadas ou natação, e até mesmo treinamento leve com peso, é uma ótima maneira de se obter um equilíbrio sem que mecanismos sensíveis do corpo sejam interrompidos por acréscimo de força ou impacto.

Parte 2:
O psoas e as emoções

As emoções se desenvolveram ao longo de milhões de anos de evolução. A elas se atribui a resposta humana à natureza e, de certa forma, a proteção contra malefícios. Quando sentimos medo, nos protegemos do perigo físico ou psicológico. Se o medo é extremo, pode tornar-se destrutivo. Esses sentimentos estão radicados no cérebro e associados à sobrevivência. Eles fazem parte da conexão do cérebro com o sistema nervoso, que se relaciona com os psoas.

Conexões –
Memória somática: a conexão intestino-cérebro

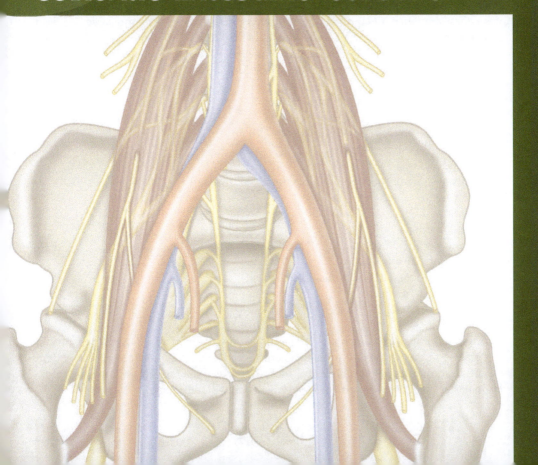

Memória somática

A ciência da somática é a ciência do corpo; expressões como memória somática ou inteligência somática significam a inteligência do corpo. Agora entende-se que as pessoas podem manter memórias de eventos traumáticos no corpo, bem como no cérebro. Os profissionais de somática acreditam na inteligência inata do corpo e viabilizam a consciência individual disso por meio de terapias corporais e de várias outras. A integração de mente, corpo e sentimentos, a fim de permitir que o sistema de comunicação não verbal do corpo responda de forma benéfica, é a essência de uma vida saudável. A cura somática diz respeito a entrar em contato com o "sexto sentido" (resposta intuitiva) para promover um progresso na saúde e bem-estar pessoais. Trata-se de ouvir uma linguagem de experiências imediatas, não de intenções planejadas ou mensagens verbais. Isso não é fácil de realizar na sociedade atual.

Como tudo isso inclui o psoas? Ao analisar a Parte 1, pode-se notar como a localização profunda e as conexões do psoas afetam as partes central e periférica do sistema nervoso. Por desempenhar um papel fundamental nos padrões comportamentais, o psoas maior pode reter a memória do estresse traumático como um órgão de percepção. Seu envolvimento pode causar tensão, ausência de resposta e dor. Sua liberação pode iniciar um processo de cura.

A reação de "luta ou fuga" é uma resposta do sistema nervoso simpático; a resposta de relaxamento para descanso e recuperação ocorre por meio do sistema nervoso parassimpático. Quando alguém enfrenta um estresse exorbitante, esse processo saudável pode ser contido. A energia reprimida é mantida no corpo como memória e pode se manifestar sob a forma de sintomas físicos. Podem surgir enfermidades em decorrência de trauma constante ou não resolvido.

Possíveis transtornos emocionais incluem:

- Distúrbio do estresse pós-traumático.
- Distúrbio do estresse agudo.
- Dependências.
- Síndromes (a internet disponibiliza uma lista imensa).
- Depressão.
- Regressão.
- Fobias (medos).
- Transtorno de pânico.
- Transtornos de ansiedade.
- Transtorno obsessivo-compulsivo.
- Distúrbios do sono.
- Pesadelos.

Esses são transtornos mentais e precisam ser avaliados para diferenciar disfunção cerebral de outras causas de problemas emocionais. De qualquer forma, eles podem ser retidos no corpo. Há vasta literatura sobre o psoas e sua relação com nossas respostas inatas às emoções. Respeito os especialistas, mas acredito que:

Capítulo 5: Conexões – memória somática: a conexão intestino-cérebro

> Se o fato de trabalhar um músculo pode atenuar esses problemas, isso poderia diminuir o uso de drogas pelo trauma causado.

A conexão intestino-cérebro

Basta dizer que tudo está interconectado. A área do intestino abriga o sistema nervoso entérico que funciona, de certa forma, como um cérebro dentro do intestino (trato gastrintestinal). Conexão intestino-cérebro é uma frase que desperta a atenção, pois pesquisas continuam buscando respostas para depressão, autismo e outras doenças graves. Ainda se discute sobre a complexa variedade de bactérias em nosso trato gastrintestinal e como elas se relacionam com a saúde, contudo, muitas pessoas estão começando a acreditar que esses microrganismos são capazes de enviar sinais, se comunicar com outras células e ainda interpretar e modificar os sinais ambientais.

O sistema entérico recebe influxos dos sistemas parassimpático e simpático – os três são componentes do sistema nervoso autônomo que controla involuntariamente órgãos e músculos do corpo. Existe também um sistema nervoso somático que influencia voluntariamente o músculo esquelético. Ambos os sistemas integram o complexo nervoso periférico e podem afetar o psoas como parte dos reflexos de "luta ou fuga", em situações de emergência, e de "descansar e digerir" em situações não emergenciais.

Os impulsos do sistema nervoso central (encéfalo e medula espinal) podem ser chamados de respostas emocionais, ou "sentimentos". Eles podem gerar tensão muscular, que afeta o psoas por causa de sua centralidade previamente discutida. Portanto, quando o psoas é liberado, podem aflorar emoções como medo, ansiedade e outros distúrbios sediados no corpo. Na medida em que afloram e podem "libertar-se", toda a área pode tornar-se equilibrada e operar em harmonia.

Orientação para o sistema nervoso

O sistema nervoso humano controla, por meio de neurônios, as funções de todos os diversos sistemas do corpo. Inclui duas partes:

1. **Sistema nervoso central (SNC):** engloba o encéfalo e a medula espinal. Esse sistema nos permite pensar, aprender, raciocinar e manter o equilíbrio.

2. **Sistema nervoso periférico (SNP):** localizado fora do encéfalo e da medula espinal, na periferia do corpo. Ele nos ajuda a executar ações voluntárias e involuntárias, e a sentir por meio dos sentidos. O SNP compreende:

a. **Sistema nervoso autônomo (SNA)**: responsável pela regulação de órgãos internos e glândulas; controla ações involuntárias. O SNA consiste em três subsistemas:
   i. **Sistema nervoso simpático**: ativa o que é comumente conhecido como resposta de "luta ou fuga". O psoas é considerado o músculo de luta/fuga.
   ii. **Sistema nervoso parassimpático**: estimula as atividades de "descanso e digestão".
   iii. **Sistema nervoso entérico**: controla o trato gastrintestinal em vertebrados.
b. **Sistema nervoso somático (SNS)**: conduz impulsos sensitivos a partir dos nervos para o SNC e também deste para os músculos; está relacionado ao controle muscular voluntário.

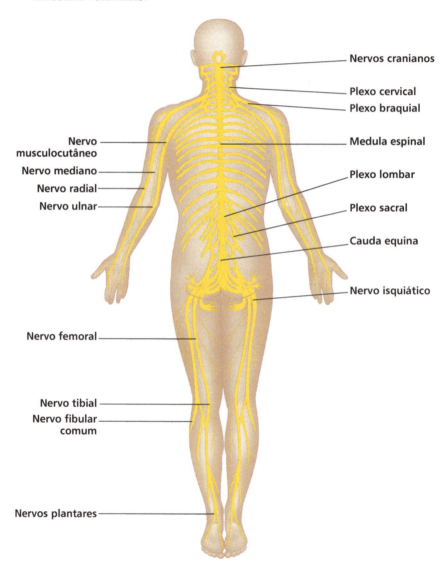

Figura 5.1 O sistema nervoso.

Cuidar do psoas para liberação emocional

Imagine ser gentil com um músculo; fazemos isso em algum momento? A sociedade exige que um músculo seja exercitado até a exaustão, seja no trabalho ou no esporte. Esse também é o princípio fundamental do treinamento de força. Vamos abordar o psoas de maneira diferente, pois provavelmente ele já está cansado. Liberá-lo de tantas tarefas pode ajudar a aliviar a tensão emocional, e até o trauma contido profundamente no *core*.

Aprender a liberá-lo é o objetivo principal nos Capítulos 2 e 6. Quando os músculos estão relaxados, eles começam a afetar o restante do corpo e a mente. Isso é vivenciado durante uma massagem e outras modalidades de terapia corporal moderada e educação somática, como os fundamentos de Bartenieff. Também é sentido quando se começa a adormecer. Identificar o psoas requer receptividade e percepção. Experimente as seguintes técnicas.

Posição fetal

1. Curve-se em decúbito lateral e feche os olhos.
2. Imagine o psoas maior profundamente no centro do corpo, elástico e flexível. Na verdade, ele não realiza nenhum trabalho nessa posição. Ao invés de estar contraído, apresenta-se relaxado.
3. Pense no psoas como um organismo vivo que respira, difundindo fluidos e mensagens de forma involuntária. É uma parte profunda e central do universo corporal e merece respeito e gentileza.

O "balanço" do psoas

1. Comece um suave balanço da pelve em posição fetal ou decúbito ventral – imagine-se embalando um bebê. Quando parecer adequado, desacelere até parar.
2. Visualize as vias das conexões musculares – fáscia, tendões e inervações – em sentido descendente aos membros inferiores e ascendente pela coluna vertebral.
3. Deixe a mente receber as mensagens sutis e calmantes de carinho e afeto provenientes do *core*. Não tenha pressa.

A mente do iniciante

1. Lembre-se de como você olhava e sentia as coisas quando era criança: curioso, sem medo, honesto, livre. Pense em uma situação específica que possa ajudar.
2. Crianças vivem o presente, momento a momento. Veja e sinta as coisas como elas, ainda sem saber ou julgar.
3. Imagine o psoas como se fosse a primeira vez – talvez esta seja a sua primeira vez. Esteja aberto a novas possibilidades. Isso pode demorar um pouco, uma vez que tendemos a permanecer presos a velhos hábitos. Os músculos fazem o mesmo. Use a sabedoria do corpo.

A abordagem de mente do iniciante é parte das famosas técnicas de redução do estresse do dr. Jon Kabat-Zinn, um dos facilitadores originais da medicina mente-corpo.

A clínica de redução de estresse do dr. Kabat-Zinn na Faculdade de Medicina da Universidade de Massachusetts tornou-se mundialmente conhecida e ajuda milhões de pessoas a controlar dor, tensão e doenças. Entre suas publicações estão *Coming to Our Senses* e *Wherever You Go, There You Are*.

O que foi descrito é parte da prática da atenção plena (*mindfulness*): prestar atenção, não tentar controlar ou julgar as coisas, e ter paciência e aceitação. É uma prática que, incorporada à vida cotidiana, pode ter um efeito transformador. Poderá ocasionar liberação emocional e dolorosa; se isso ocorrer, deixe acontecer. Algumas pessoas optam por fazer isso com um profissional qualificado, outros por conta própria. De qualquer forma, pode ser libertador.

> Aprender a relaxar é um processo permanente; é crescimento.

6

Quando o psoas contra-ataca

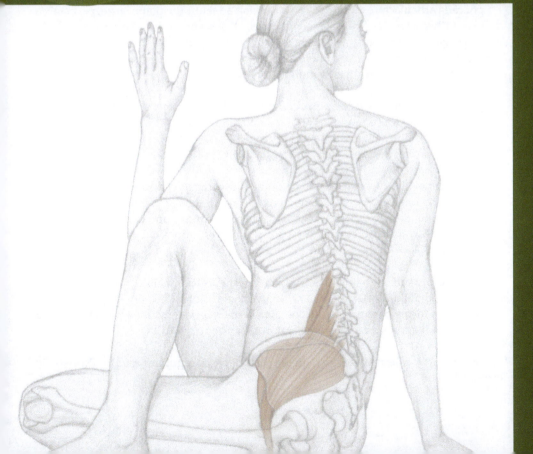

A tensão muscular está relacionada ao estresse e pode se tornar prejudicial. Isso é evidente em muitas situações, como distensão no ombro e no pescoço causada por inúmeros fatores, desde sentimentos desconfortáveis até conflitos e má postura. Essa é uma área superficial do corpo e, portanto, mais perceptível. Sabe-se menos sobre o estresse em músculos mais profundos como o psoas. O trauma pode perdurar nesse local por muitos anos.

Medidas curativas do psoas

À medida que o psoas se torna tenso, a postura, o posicionamento, a caminhada, a energia e as emoções são afetados. É difícil abordá-lo em virtude de sua sensibilidade a estruturas adjacentes, assim como por sua localização profunda. Portanto, é importante que o indivíduo faça terapia corporal para liberar e relaxar o psoas.

1. **PDC**: a posição de descanso construtivo pode ser realizada por qualquer pessoa e, uma vez aprendida, repetida sempre que necessário sem necessidade de instrutor. Este e outros exercícios podem ser encontrados no Capítulo 2 da Parte 1: "Manter o psoas saudável".

2. **Escaneamento corporal**: deite-se em decúbito dorsal em um lugar calmo, com os membros superiores e inferiores estendidos. Feche os olhos e comece a percorrer o corpo com a mente para sentir qualquer tensão. Comece nos pés, passe lentamente por cada articulação e grande grupo muscular; ao sentir um ponto tenso, permaneça nele e alivie a tensão. Ao chegar aos quadris, preste especial atenção à profundidade da prega inguinal (onde a coxa encontra a pelve) e libere realmente o estresse, em seguida contorne o sacro e comece a liberá-lo. Continue a percorrer o *core* e suba até o couro cabeludo. É realmente muito simples.

3. **Tensão/liberação**: comece na posição acima (nº 2). Flexione os dedos de um dos pés, contraia todos os músculos até a coxa por alguns segundos e libere em seguida. Repita com o outro membro, depois a área pélvica, o tronco, cada membro superior e a face. Por fim, descanse, com maior conscientização sobre a liberação.

4. *Savasana*: postura (*asana*) executada no final de uma aula de yoga. É uma posição de repouso total, em geral executada em decúbito dorsal, em que a pessoa libera completamente não apenas a tensão corporal, mas também pensamentos e emoções. A respiração conduz a pessoa a um profundo estado de relaxamento e abre o coração. O psoas também é liberado. Ver o final da Parte 3.

5. **Meditação**: a melhor maneira de executá-la é em posição sentada, com os músculos flexores do quadril relaxados e a coluna vertebral alongada a fim de proporcionar condições ideais para o fluxo de energia. Também pode-se usar a posição anterior (nº 4) se houver necessidade de liberar os flexores do quadril.

Tensões radicadas no psoas podem ser profundas; os seguintes estudos de caso são exemplos disso.

História do psoas: cirurgia, medo e cura

Ashley Ludman, terapeuta ocupacional, professora de yoga*

David entrou hesitante no estúdio de yoga para sua sessão de avaliação inicial. "Não tenho certeza do que a yoga pode fazer por mim", declarou. "Parece que a cirurgia não solucionou o problema. Ainda sinto dor."

David é um empreiteiro bem-sucedido de 50 anos de idade e muito bem "estruturado". Chega cedo para seu compromisso, organizado e pronto para tentar essa "coisa de yoga" depois que uma amiga sugeriu que me procurasse para um programa terapêutico personalizado de yoga (sua amiga apresentava dores nas costas e cefaleias frequentes que melhoraram um pouco depois de começar a praticar yoga).

Iniciamos a avaliação com exercícios de movimento. David começou a relatar algumas informações fundamentais que o trouxeram aqui. Antes do momento crucial em que se curvou para pegar algo, a dor nas costas de David vinha aumentando, e seu cirurgião ortopedista havia lhe aconselhado o tratamento cirúrgico. Meses após a cirurgia, ele foi liberado para retornar às atividades normais. David estava preocupado com o fato de continuar a sentir uma dor irritante em suas costas que limitava significativamente suas atividades da vida diária. O médico assegurou a David que a discectomia lombar havia tratado o abaulamento discal, mas David ainda sofria de dor que o impedia de surfar e muitas vezes lhe tirava o fôlego quando ele se movia de forma súbita e sem pensar.

Ao conduzir David por uma amplitude de movimento passivo, percebo um padrão de bloqueio em seus quadris, sobretudo em seus psoas e músculos glúteos. Ele continua a descrever outros aspectos de sua vida: trabalho, família, exigências. David é conhecido pelos projetos consistentes e de alta qualidade; seu volume de trabalho é pleno e tem muitos clientes com grandes expectativas. Ele me conta que muitas vezes atendera a clientes exigentes que furiosamente desejam e esperam que ele "aproveite" demandas irrealistas. "Tenho lidado com isso há anos, já estou bastante acostumado com essa situação", comenta ele, sobre lidar com o estresse da profissão.

---

* Ashley Ludman é proprietária e diretora da Seaside Yoga em Wilmington, Carolina do Norte, EUA e em Nosara, Costa Rica. Começou a trabalhar como terapeuta ocupacional em 1996. Terapeuta e formadora de professores de yoga, é experiente em filosofia e meditação tântricas. Pode ser contatada por meio de seu site: www.seasideyoga.com.

Continuamos a conversar quando começo a lhe ensinar algumas posturas simples de yoga. Ele sente seus músculos muito tensos, especialmente nos quadris. Muitos avanços altos e baixos e posturas para liberar o psoas são incorporados em seu programa. Ele aprende e usa a respiração *ujjayi* e, embora precise prontamente de sua respiração ao longo da prática de yoga, essa parece ser uma boa ferramenta para tranquilizar sua mente e acalmar o sistema nervoso quando ele está extremamente rígido e estressado.

Ele se move de maneira lenta e sistemática, tentando realizar tudo o que lhe peço com um certo grau de medo, que o impede de executar suavemente as posturas. Começamos a abordar a emoção subjacente ao medo e David revela um pouco mais sobre sua dor. "Acho que, de certa forma, tenho medo de envelhecer e de não poder fazer as coisas que eu gosto. É difícil ser limitado por esta dor, especialmente em meu desempenho no trabalho, porque se não posso executá-lo, não posso cuidar da minha família da maneira como preciso." Ele continua a descrever o aspecto físico da limitação. "Tenho a sensação de que há algo emperrado no fundo das minhas costas e, embora o médico me assegure de que o disco foi estabilizado, parece que algo vai se romper se eu forçar."

Sua percepção de sensação visceral era legítima e continuamos a trabalhar na liberação da região lombar, em particular do psoas, com movimentos como a mobilização vertebral. Durante sessões contínuas, observei o movimento de David tonar-se mais natural. Ele conseguiu promover conscientemente melhor equilíbrio muscular, pela integração mais intensa do *core*, em vez de ativar o psoas para realizar o trabalho articular primário.

À medida que progredia, o aspecto mais desafiador de seu treino era conseguir sentar-se por completo a partir da posição de decúbito dorsal. Começamos devagar, praticando inicialmente o rolamento para trás a partir da Postura do Bastão (*Dandasana*), com enfoque em sua consciência de alongamento do psoas na direção dos membros inferiores e da coluna vertebral durante o exercício. Inicialmente, para realizar o movimento inverso (elevar-se a partir da posição de decúbito dorsal), ele usaria as mãos apoiadas no solo para empurrar. Descobrimos que, se ele colocasse uma toalha de mão dobrada sob a parte lombar da coluna vertebral, teria maior facilidade para executar o movimento completo de sentar-se sem tanta necessidade de utilizar as mãos para ajudá-lo.

Um dia isso aconteceu. David sentou-se facilmente após movimentar a coluna sem dor. Olhamos um para o outro, e ele desabou em lágrimas. "Sinto muito", e soluçou, "não sei como isso aconteceu".

"Isso é uma liberação emocional", eu disse. "Nossos corpos têm uma maneira de conter as emoções profundamente nas células e, muitas vezes, é a emoção que realmente retém a dor. Uma vez que liberamos aquilo que está contido, a dor sai junto. Isso é bom para você. Você sente o quanto seu corpo já mudou?"

"Agora você está percebendo que possui outra camada de força. Sob o nível externo do que podemos ver, você experimentou uma força mais profunda que também lhe permite libertar sentimentos retidos e reprimidos." Nesse dia, David saiu mais leve do estúdio de yoga. Seu rosto parecia um pouco mais tranquilo. Seu corpo inteiro se movia com maior fluidez. Era como se ele finalmente tivesse se entregado.

Meses depois, logo que David teve a oportunidade de aplicar "fora do colchonete" a prática exercida "no colchonete", falamos novamente sobre liberação do medo. "Na verdade, percebi que além da emoção do medo, havia a questão do controle que eu teria que enfrentar. Eu não podia controlar todas as situações existentes. O medo de não estar no controle tornou-se o gatilho da dor. Felizmente, agora posso detectá-lo antes de se manifestar e tenho ferramentas para enfrentá-lo. Isso nunca termina por completo, pois reflete um padrão muito consolidado na minha vida, mas agora sei como me relacionar com ele e comigo mesmo."

Sou meu próprio estudo de caso

Jo Ann Staugaard-Jones

Comecei a trabalhar neste livro em fevereiro de 2010, depois de mais de 30 anos de estudo intenso de dança moderna, pilates e yoga, e um desejo insaciável por esportes como softbol e ginástica em épocas anteriores e esqui alpino a partir da faculdade. Eu abordei a vida por intermédio do universo físico – uma verdadeira adepta da saúde e educação física para todos, sempre "em movimento". Ao longo da minha carreira busquei diferentes meios de terapia corporal: fundamentos de Bartenieff, técnica Alexander, método Feldenkrais e *body-mind centering*. Por fim, como professora de dança e de cinesiologia, desenvolvi um forte apoio à prevenção de lesões por meio da conscientização. Tive de lutar contra minhas próprias lesões por uso excessivo (em particular os joelhos) e me esforcei para tratá-las naturalmente.

No verão passado, minha articulação sacroilíaca direita estava incomodando; isso tornou-se crônico, de modo que procurei tratamento com sessões de fisioterapia e quiropraxia. Em minha primeira consulta, disse acreditar que o ponto em minha articulação SI estava situado diretamente atrás do tecido cicatricial na região anterior do corpo. Depois de ser avaliado, o terapeuta concordou: não só estava relacionado como também o tecido cicatricial já havia começado a afetar ninguém menos que o psoas maior. Fui submetida a três cirurgias abdominais em minha vida – duas no meu lado direito, e a outra, uma cesárea.

A questão da cesárea

O tecido cicatricial da cesárea estava diretamente relacionado à minha dor sacroilíaca. Sempre que a articulação SI é afetada, pode-se supor que o psoas também é culpado e de alguma forma está envolvido. Imagine a questão emocional da cirurgia, assim como a percepção do impacto total da situação ao longo do tempo.

O tratamento pós-cesárea é: vá para casa e comece a levantar, segurar, carregar e trocar o bebê, além de todos os outros trabalhos que as mulheres fazem. Isso depois de ter os músculos abdominais cortados para tirar o feto. Não houve prescrição de fisioterapia, nem mesmo de exercícios, exceto "levantar-se e mover-se". Muitos anos depois, essa distorção resulta em restrição de movimento, má postura e várias outras complicações. A compensação é um lindo ser humano.

As causas de algumas lesões/condições são especificadas como "incisões", que na verdade são lesões ao próprio corpo. As incisões abdominais inferiores incluem cesáreas, apendicectomias, histerectomias abdominais, cirurgia de hérnia inguinal e abdominoplastia (lipoaspiração). Elas não só afetam os músculos, mas também lesionam os nervos. A laparoscopia diminuiu os procedimentos invasivos, mas não completamente.

Meu tratamento envolveu muitas horas de manipulação e pressão sobre o tecido cicatricial e o psoas. No início, o psoas reagiu de maneira extremamente dolorosa: a resposta do músculo de "luta ou fuga" foi lutar. Ao longo do tempo, a dor foi atenuada e o terapeuta conseguiu amolecer delicadamente o tecido restritivo. Somente um terapeuta qualificado – difícil dizer quem é – deve realizar esse tipo de trabalho. Minha teoria é: se é doloroso não faça, a menos que confie totalmente na pessoa.

O tratamento completo foi mais "saudável", e incluiu alongamento e fortalecimento de muitos músculos em torno da região, com exercícios destinados a desenvolver glúteos, abdominais, psoas, flexores do quadril e extensores da coluna vertebral. Essa terapia foi bem-sucedida – apenas 25 anos muito tarde. Moral da história: qualquer mulher que deu à luz, mesmo de forma natural, deveria estar em uma situação de cura com algum tipo de reabilitação, seja física, emocional ou espiritual.

Capítulo 6: Quando o psoas contra-ataca

O caso da dor inguinal e testicular

Dr. Gary Mascilak, D.C., P.T., C.S.C.S.

Um homem de 41 anos compareceu ao meu consultório com queixa principal de dor testicular do lado direito por cerca de três a quatro meses. Relatou que a dor era de natureza progressiva e piorava ao sentar-se; graduou a dor como 7 de 10 (sendo 10 o maior nível de dor).

Os resultados laboratoriais foram normais, com exceção de uma discreta elevação das enzimas hepáticas (AST e ALT). Além da avaliação, obteve-se um histórico completo. A inspeção da postura revelou hiperlordose lombar moderada com a crista ilíaca direita em posição mais inferior. A avaliação do comprimento dos membros inferiores revelou encurtamento estrutural de 8 mm do membro direito. Também se notou obliquidade pélvica, em que o osso do quadril esquerdo assumiu posição mais posterior e o direito mais anterior. A avaliação essencial revelou maiores influências de hiperpronação no lado esquerdo do que no direito. As amplitudes de movimento ativo do tronco estavam basicamente dentro dos limites normais, assim como dos quadris, com exceção da extensão insuficiente do quadril à direita de apenas 10 graus. As manobras ortopédicas não apresentaram resultados significativos, assim como os testes neurológicos, salvo a leve hipoestesia na distribuição dos dermátomos em L1/L2 ao longo da região inguinal e área superior da face anterior da coxa.

A palpação revelou acentuada sensibilidade e hipertonicidade (tensão extrema) do psoas maior direito, com reprodução dos sintomas de "dor na virilha e no testículo" relatados na queixa principal do paciente. (Um aumento da lordose lombar também pode ser o resultado ou a causa de um iliopsoas contraído/hipertônico.)

O tratamento consistiu em aplicação de calor úmido ao psoas, seguida de liberação miofascial com movimento ativo simultâneo do antagonista (glúteo máximo) na extensão do quadril, para proporcionar inibição neural do psoas tratado. O objetivo era liberar o nervo genitofemoral aprisionado, que perfura anatomicamente o psoas maior e realiza inervação sensitiva da região inguinal e da área superior da face anterior da coxa, mas nesse caso estava causando dor em decorrência da compressão. A esse tipo de liberação miofascial seguiu-se alongamento triplanar do iliopsoas e ativação do glúteo máximo inibido por utilização de vários exercícios. Dois dias depois, o paciente retornou e relatou uma redução de 85-90% na dor. Dois acompanhamentos foram agendados para liberar o psoas e os tecidos moles vizinhos, assim como para rever e melhorar o programa domiciliar de exercícios. Imagine sua liberação da angústia mental juntamente com a dor física.

Aprisionamento nervoso

Muitos terapeutas constataram a presença de aprisionamento ou compressão nervosa como origem da dor em casos que podem ser resolvidos sem cirurgia. A expressão "nervo pinçado ou comprimido" geralmente se refere à síndrome do túnel do carpo, síndrome do túnel cubital, ou ciática, mas é aplicável a qualquer pressão sobre um determinado nervo ou grupo de nervos.

As causas são específicas da área em questão e podem variar desde degeneração discal, osteofitose, artrite, disfunção muscular até lesões e trauma emocional que acarretam tensão muscular, como, por exemplo, com o psoas. Cada situação é específica.

Estenose lombar do canal vertebral

A estenose lombar é um quadro doloroso geralmente causado por artrite degenerativa ou patologia discal conhecida por espondilose. A parte lombar da coluna vertebral é constituída por muitas faces articulares e compreende uma região onde os nervos que emergem da medula espinal estendem-se através do canal vertebral e das aberturas laterais (denominadas forames) entre as vértebras. Quando ocorre o estreitamento ou comprometimento do canal ou de um forame, os nervos são pressionados. Esses nervos inervam os membros inferiores por meio do plexo lombar localizado posteriormente ao psoas maior. Quando o nervo é comprimido sente-se desconforto ou dor nos quadris e nos membros inferiores.

A ideia é abrir a via de passagem nervosa afetada pela estenose ou síndrome do túnel do carpo, ou qualquer área onde um nervo foi comprometido. O tratamento varia desde medicamentos para reduzir inflamação e dor, até injeções, ou mesmo cirurgia. Dependendo da gravidade, sempre escolho primeiro a fisioterapia como alternativa menos invasiva ao tratamento medicamentoso e à cirurgia. Conforme descrito nos casos anteriores, a cirurgia foi sugerida ou realizada, quando de fato o tratamento mais eficiente poderia ter sido a terapia corporal natural, incluindo o trabalho com o psoas. O aprisionamento nervoso pode comprovadamente ser desobstruído por liberação muscular. Não pretendo com isso dizer que esse seja o caso da estenose do canal vertebral, mas a prevenção por meio de dieta e terapia corporal, assim como a detecção precoce, certamente podem reduzir a quantidade de casos e cirurgias.

Capítulo 6: Quando o psoas contra-ataca

O sistema nervoso é extremamente complexo. Tente seguir o trajeto de apenas um componente: o nervo genitofemoral. Esse nervo:

- É componente da porção superior do plexo lombar.
- Origina-se das raízes nervosas L1 e L2.
- Surge na superfície anterior do músculo psoas maior.
- Divide-se em ramos femoral e genital.
- Inerva a porção superoanterior da pele do trígono femoral.
- Em homens, estende-se através do canal inguinal para inervar o músculo cremaster (recobre o testículo) e a pele do escroto.
- Em mulheres, termina na pele do monte do púbis (porção anterior da vulva) e dos grandes lábios (lábios internos da vagina).

> O psoas até se torna um fator na excitação sexual.
> Que belo motivo para se manter saudável.

Existem muitas outras histórias de psoas – que vêm confirmar que trabalhar com sua liberação pode gerar resultados surpreendentes. Alguns dos melhores trabalhos com psoas são realizados por Liz Koch, educadora internacional e profissional somática. Seu site é www.coreawareness.com. Ela esclarece:

> "O psoas não é um músculo comum, mas um profundo seguimento para o rico mundo interior e exterior de percepção e consciência."

Agora estamos prontos para iniciar a Parte 3, uma jornada pelo componente espiritual do potencial humano (e do psoas).

Parte 3:
O psoas e a espiritualidade – anatomia energética

O propósito desta terceira parte é incitar as pessoas a abrirem-se às possibilidades do trabalho energético em correlação com o exercício físico e a anatomia. A avaliação do centro de força, movimento e equilíbrio do corpo inclui o músculo psoas maior como força integral. Também está incluído o sistema de chakras espirituais, explorado no trabalho energético direcionado, especificamente os três chakras inferiores. Se o psoas for usado da maneira correta, ele não inibirá o processo espiritual, mas ajudará a completá-lo. Essa teoria será explorada ao longo desta parte.

O que sabemos?

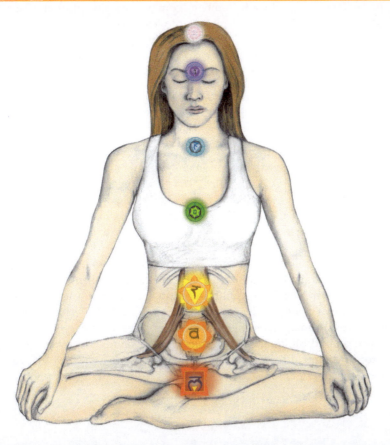

Ciência e espiritualidade

Finalmente, foi comprovado com bases científicas que existem dois níveis únicos de realidade física: aquele com o qual estamos familiarizados (usando os cinco sentidos) e um segundo denominado ciência psicoenergética. Este é um nível de realidade física que pode ser significativamente influenciado pela intenção humana. O físico e professor da Universidade de Stanford, William A. Tiller, PhD, está associado a essa descoberta, ou seja, que é possível expandir a ciência tradicional para incluir a consciência e a intenção humanas com capacidade de afetar significativamente as propriedades dos materiais (inanimados e vivos) e o que chamamos de realidade física. Einstein e a física quântica abriram as portas a esse conceito de criatividade e transformação no início do século XX.

Estamos na iminência de uma nova visão científica de mundo que engloba a evolução da consciência? Sabemos que temos muitas aptidões desconhecidas. Não seria maravilhoso poder afetar a realidade para um bem comum usando um poder consciente? Parece que até agora isso só foi abordado no campo espiritual, sobretudo por meio de yoga/meditação, práticas metafísicas e cura energética.

O momento para conexão entre ciência e espiritualidade está definitivamente atrasado e é oportuno para investigação. O que isso tem a ver com o "todo-poderoso psoas"? Ao lembrar da conexão do psoas nas Partes 1 e 2 – o físico e o emocional – comprova-se uma relação definitiva entre química do cérebro e saúde física/emocional. Sabendo-se que o psoas maior está localizado dentro do plexo solar, como esse músculo pode não estar relacionado, também, com os chakras espirituais e seus efeitos no bem-estar e intenções da pessoa? No entanto, ele não é como um transmissor de energia, mas como um "facilitador" quando está em um estado não contraído (liberado). A conexão entre a saúde do psoas e o sistema de chakras será apresentada com *asanas* (posturas) de yoga para aprimorar o processo.

O sistema de chakras – o eu cósmico

Os *cakras* (grafia original) provêm de uma tradição antiga, cuja palavra surgiu na Índia alguns milhares de anos atrás no momento de uma invasão de povos indo-europeus (arianos). Esse tornou-se conhecido como período védico, quando ocorreu uma mistura cultural em toda a Índia ao longo dos séculos seguintes. O chakra foi exibido simbolicamente como um anel de luz, com um significado histórico "para trazer uma nova era". Chakras são mencionados nos Vedas, o antigo texto hindu do conhecimento.

Embora seja um mistério do passado, sabemos que a palavra sânscrita *chakra* significa "roda", como na roda do tempo, que se acreditava ser também uma metáfora para o sol, portanto, representando o equilíbrio celestial. A literatura yogue menciona os chakras como centros psíquicos de consciência já em 200 a.C. em Yoga Sutras de Patanjali. Como centros de energia, os chakras tornaram-se parte integrante da filosofia da yoga por meio da tradição tântrica no século VII d.C., onde se ressaltava a integração das várias forças do universo. A yoga começou a incluir todo o ser.

Existem sete chakras básicos (outros menores nos membros) que trabalham em conjunto como um sistema completo, às vezes chamados de órgãos internos do corpo esotérico (obscuro), e concentrados ao longo da coluna vertebral. Eles se cruzam com os *nadis* (canais energéticos vertebrais), assim como o sistema endócrino e os plexos nervosos. Pode-se chamar os chakras de centros psicoenergéticos; eles relacionam-se aos elementos naturais – terra, água, fogo, ar e éter – e suas qualidades ajudam a definir o propósito humano. Acredita-se que recebam, digiram, distribuam e transmitam energia vital e, por isso, são conhecidos como as sete raízes do despertar. O psoas maior entrecruza-se com os três chakras inferiores.

Os sete chakras primários estão listados aqui, incluindo o termo em sânscrito que os designa; o sânscrito, idioma sagrado e antigo, é venerado por ser concebido para a iluminação, assim como os chakras. O significado e os efeitos do sistema de chakras vão muito além do que é apresentado neste livro, em que o fluxo de energia e os campos áuricos são mais bem descritos por outros especialistas como Barbara Brennan e Cyndi Dale.

1. Chakra Raiz – *Muladhara*
fundação; necessidades básicas; aterramento; conexão; segurança
cor: vermelha; planeta: Saturno; elemento: terra; sentido: olfato
localização: acima do ânus, base da coluna vertebral, assoalho pélvico
rege os membros inferiores (inclusive os pés) e o intestino grosso
animal: elefante; raiz acústica: *lam*
poder da divindade feminina, Kundalini Shakti, reside aqui espiralada

2. Chakra Sacral – *Svadhisthana*
útero; fluxo emocional/sexual; afeto; prazer; criatividade
cor: laranja; planeta: Plutão/Lua; elemento: água; sentido: paladar
localização: face anterior da parte inferior da coluna vertebral, pelve, sacro,
ovários, testículos
rege a fertilidade, a região lombar e os quadris, a bexiga urinária e os rins
animal: crocodilo; raiz acústica: *vam*
expansão da própria individualidade

3. Chakra do Plexo Solar – *Manipura*
sentimentos viscerais, respiração; guerreiro (coragem); joia brilhante; poder pessoal
cor: amarela; planeta: Sol/Marte; elemento: fogo; sentido: visão
localização: plexo solar (celíaco), junção de diafragma, psoas, órgãos, centrado em
torno do umbigo
rege a digestão, o metabolismo, as emoções, a universalidade da vida
animal: carneiro; raiz acústica: *ram*
influencia os sistemas imunológico, nervoso e muscular

4. Chakra do Coração – *Anahata*
aceitação divina; amor; relacionamentos; paixão; alegria da vida
cor: verde/rosa; planeta: Vênus; elemento: ar; sentido: tato
localização: parte superior do tórax, coração, pulmões, timo
rege a parte superior do dorso, a capacidade psíquica, algumas emoções e
a abertura para a vida
animal: antílope; raiz acústica: *yam*
absorve o ritmo do universo

5. Chakra Laríngeo – *Vishuddha*

comunicação; autoexpressão; harmonia; vibração; graça; sonhos
cor: azul-claro; planeta: Mercúrio/Júpiter; elemento: éter; sentido: audição
localização: garganta, pescoço, tireoide, orelhas, boca
rege o som, o poder da voz e a assimilação
animal: elefante branco; raiz acústica: *ham*
comunica a verdade interna ao mundo, ascende do físico para o espiritual

6. Chakra Frontal – *Ajna*

terceiro olho; intuição; concentração; consciência; devoção; neutralidade
cor: índigo/roxo; planeta: Netuno; elemento: luz; sentido: a mente
localização: centro da cabeça – entre e superiormente aos supercílios – e hipófise
rege a criatividade, a imaginação, a compreensão e os sonhos racionais
animal: antílope preto; raiz acústica: *om*
oferece oportunidade de reconhecer tudo como sagrado

7. Chakra da Coroa – *Sahasrara*

consciência pura; espiritualidade; sabedoria verdadeira; integração; felicidade
cor: branca, também violeta/ouro; planeta: Urano/Ketu; além dos elementos
localização: topo da cabeça, glândula pineal, córtex cerebral
rege todas as funções do corpo e da mente, além dos outros chakras
símbolo: lótus de mil pétalas (vazio)
a energia Kundalini (Shakti) se une com a energia masculina (Shiva) para transcender a essência do todo

Este texto enfatizará a relação do chakra com o corpo físico, em especial a parte inferior da coluna vertebral. À medida que os chakras do corpo sutil são vitalizados, também o são as energias físicas, especialmente aquelas da parte inferior do tronco, onde reside o psoas.

Um dos objetivos da prática de yoga é liberar o prana, definido como energia, respiração, força vital. *Kundalini* é esse prana inexplorado encontrado na base da coluna vertebral, às vezes representado como uma serpente enrolada. Esse é o local do Chakra Raiz que, como uma força de aterramento, conecta o corpo às energias terrestres. O músculo psoas interconecta essa área, assim como o segundo e o terceiro chakras – o Chakra Sacral e o Chakra do Plexo Solar.

Admite-se que os sete chakras básicos, ou centros de energia, existam no "corpo sutil" (não físico), que se sobrepõe ao corpo físico. A ciência moderna descobriu que essas áreas correspondem aproximadamente aos sete principais gânglios nervosos associados à coluna vertebral. Os centros nervosos são mencionados nas Partes 1 e 2, e estão diretamente relacionados ao psoas por meio do plexo lombar, conforme descrito no final do Capítulo 6.

Ao trabalhar com os chakras, uma das coisas mais importantes a lembrar é que eles constituem um sistema integral, portanto, devem estar equilibrados, em harmonia um com o outro. O mesmo é verdadeiro para o corpo físico.

O psoas e o chakra 1 – equilíbrio cinestésico

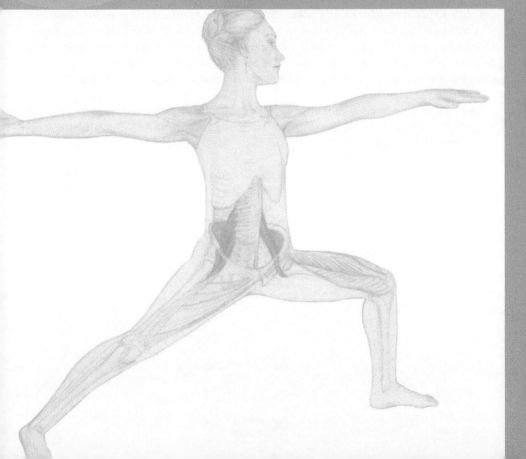

Já foi mencionado que o psoas interconecta o Chakra Raiz, pois está localizado na base da coluna vertebral e no assoalho pélvico. A estrutura esquelética do assoalho pélvico compreende o cóccix, o púbis e os túberes isquiáticos. Esses pontos de intersecção formam um quadrado que também é o símbolo do Chakra Raiz, ou uma flor de lótus de quatro pétalas. "Não há coincidências."

Há uma postura com o nome desse chakra, a Postura do Fecho da Raiz, ou *Mulabandhasana* (*mula* = raiz, fundação; *bandha* = fecho; *asana* = postura). Normalmente ela é uma postura Nível II e representa uma combinação de *Baddha Konasana* (ver o próximo capítulo sobre o segundo chakra) e a Postura Fácil a seguir. Essa postura é considerada uma posição de meditação avançada, pois é mantida por um longo período de tempo ao praticar *pranayama* (técnicas de respiração). *Bandhas* são contrações clássicas encontradas na maioria das práticas de yoga, meditação e *kriya* (ação), aprendidas adequadamente com um mestre de yoga qualificado. Difícil de explicar, eles conduzem o indivíduo por meio de um fluxo de energia reconfigurado para obter a união entre forças universais internas e externas. Há muito mais sobre essa prática do que foi explicado aqui, mas basta dizer que o psoas maior, como uma força central unificadora do corpo, está envolvido de alguma forma.

Posturas de yoga e o chakra 1

O psoas pode afetar essa área como um receptor e um preceptor (professor). Pode ser ativado pelo primeiro chakra por meio das posturas sentadas de yoga, os *asanas*, assim como em qualquer postura que envolva os membros inferiores (inclusive os pés). Quando o psoas e o quadrado do lombo, e também os músculos do assoalho pélvico, são contraídos, eles estabilizam as áreas lombar e sacral, além de posicionar a pelve em direção ao solo e apoiada nele. Isso é importante em todas as posturas a seguir.

As posições de yoga geralmente são mantidas por três respirações completas ou mais, dependendo da instrução. Também pode-se incluir uma sequência fluente (*vinyasas*, como a Saudação ao Sol).

É preciso ter em mente que a maioria das posturas de yoga foram criadas há alguns milhares de anos e estão em constante evolução. Elas preparam o corpo para o trabalho espiritual de meditação e refinam o sistema nervoso, desbloqueando a energia do chakra. Existem questões emocionais de sobrevivência, segurança e família abordadas neste primeiro chakra, assim como problemas como depressão, ciática, varizes e problemas retais. Acredita-se que o Chakra Raiz guarde sentimentos como lealdade, superstições e instintos.

Capítulo 8: O psoas e o chakra 1 – equilíbrio cinestésico

Imagine as possibilidades de abrir esse sistema de energia para a cura, ao estabelecer uma sensação saudável de aterramento, eliminar "lixo" e cuidar do corpo de forma natural e caridosa. Viver no corpo em vez de sempre no cérebro faria muito a favor de uma sociedade industrializada e tecnológica em que muitos de nós vivemos.

As posturas sentadas afetam o Chakra Raiz ao beneficiarem-se da essência da própria terra. Dessa forma, os *asanas* a seguir seguem a rota do físico ao espiritual. O psoas encontra-se ativo para estabilizar a coluna e principalmente liberado no quadril. Seu uso indevido inibirá o fluxo de energia.

Posturas sentadas

I. Postura Fácil, *Sukhasana*, nível I
(*sukha* em sânscrito significa suave, feliz ou agradável)

Técnica: essa é uma postura sentada imóvel, que otimiza a dimensão vertical da coluna vertebral, e ideal para a meditação e o início de qualquer aula de yoga. Sente-se com a coluna reta, ombros relaxados e encaixados, e pernas cruzadas.

Limitações: embora muitas pessoas sintam-se confortáveis nessa posição, algumas podem achá-la limitada pelos joelhos ou quadris. Se for esse o caso, a perna da frente pode ser posicionada lateralmente, ou a pessoa poderá sentar-se mais alto, sobre cobertores ou um bloco, a fim de que as pernas relaxem com a ajuda da gravidade. Ter os quadris acima do nível dos joelhos reduz a fadiga e aumenta o fluxo de energia e respiração. Além disso, pode-se executar a postura junto a uma parede para ajudar a retificar a coluna vertebral, ou em uma cadeira, se não for possível ficar sentado no chão.

II. Postura do Sábio, *Siddhasana*, nível I
(*siddha* em sânscrito significa seres perfeitos)

Técnica: semelhante à Postura Fácil, os pés devem ficar presos sob os membros inferiores para que os dedos não sejam vistos. Posicione a coluna estendida com os ombros encaixados. A respiração torna-se o foco de qualquer postura sentada de meditação.

Variação: inclua uma curva anterior à postura, enquanto estende os braços para a frente e mantém os ísquios em contato com o solo.

Limitações: as mesmas que a da Postura Fácil. Em relação à variação, a flexão da coluna vertebral é contraindicada para indivíduos com problemas de disco intervertebral.

III. **Postura de Lótus**, *Padmasana*, nível II
(*padma* significa lótus, o símbolo da criação)

Técnica: sentado em Postura Fácil (*Sukhasana*), posicione os pés sobre a parte superior das coxas enquanto mantém o corpo ereto. É uma postura poderosa.

Limitações: se houver problemas no tornozelo, joelho ou quadril, continue a trabalhar em *Sukhasana* de modo que não haja tanta tensão. Após algum tempo, conforme o corpo fica mais forte, mais solto e mais equilibrado, consegue-se executar a Postura de Lótus, começando com um membro inferior, e depois com ambos; ou colocando um apoio sob o joelho ou quadril. É preciso ouvir o corpo e pode não ser possível completar a Lótus, o que é bom. Aceitar as limitações e respeitar o corpo pelo que pode fazer é parte do processo yogue.

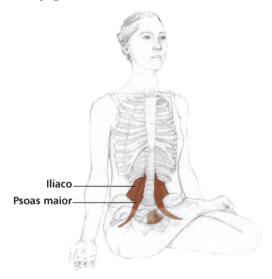

Figura 8.1   Postura de Lótus, *Padmasana*, nível II.

A *Kundalini* (termo sânscrito para "enrolado"), mencionada anteriormente, compõe muitos exercícios de yoga que podem afetar demais os chakras inferiores, dos quais o psoas faz parte. Por exemplo, a partir da Postura Fácil o praticante hiperestende a coluna ao inclinar o tronco para a frente durante a inspiração, e a flexiona ao retornar para trás durante a expiração, aumentando o ritmo por alguns minutos. Esse movimento com a respiração revigora o *core* e os chakras, além de promover abertura à maior conscientização. A Respiração de fogo (tipo de respiração ofegante pelo nariz, com envolvimento do centro do umbigo) também é usada em exercícios da *Kundalini*.

Tente rodar para a esquerda na inspiração e para a direita na expiração, com as mãos nos ombros, cotovelos afastados do corpo e velocidade crescente. A coluna vertebral e os chakras são liberados e abertos. Isso é muito poderoso, pois pode levar o praticante a um estado de consciência mais elevado.

A melhor maneira de despertar a *Kundalini* é por intermédio de um professor experiente.

Capítulo 8: O psoas e o chakra 1 – equilíbrio cinestésico

IV. **Postura do Bastão**, *Dandasana*, nível I
(*danda*, bastão ou cajado)

Técnica: sente-se no solo com os membros inferiores estendidos para a frente, os pés flexionados e a coluna vertebral ereta. Apoie a região hipotenar das mãos no solo ao lado dos quadris. Isso é mais difícil do que parece. O foco é o alinhamento e a respiração, com energia fluindo em duas direções: dos ísquios ascende pela coluna vertebral até atravessar e sair pelo Chakra da Coroa, e dos ísquios estende-se pelos membros inferiores até sair pelos pés para ativar os músculos. Trabalhar os pés também estimulará esse chakra.

Limitações: se houver problemas para sentar com os membros inferiores estendidos, não flexione a coluna pois comprometerá a posição – basta flexionar os joelhos ou colocar um cobertor embaixo deles. Isso geralmente ocorre em virtude do encurtamento dos músculos posteriores da coxa.

V. **Meia Torção Sentado**, *Ardha Matsyendrasana*, nível I
(*ardha*, metade; *matsyendra*, senhor dos peixes)

Esta é uma postura sentada básica de torção que, como todas as torções, revigora o Chakra Raiz, assim como o restante da coluna vertebral. Há vários músculos que são ativados nos membros inferiores, coluna vertebral e membros superiores (dependendo da posição destes). Acredita-se que tenha sido criada pelo renomado professor de yoga, Sage Matsyendra, e nomeada em sua homenagem.

Técnica: sente-se com uma perna fletida e posicionada sob o membro oposto, que se encontra cruzado sobre o primeiro e com a planta do pé apoiada no solo. Estenda a coluna vertebral e segure o joelho de cima com a mão oposta, ou posicione o cotovelo oposto contra ele para obter mais torção. Coloque o membro superior que está em posição posterior atrás do cóccix, com a mão no solo como apoio. O psoas ajudará a sustentar a parte lombar da coluna; as partes torácica e cervical da coluna vertebral são capazes de torcer (rodar) de forma mais eficaz, pois a parte inferior da coluna apresenta rotação limitada e não deve ser forçada (Fig. 8.2).

Tenho notado lesões na região lombar relacionadas diretamente ao yoga e acredito que a torção forçada da parte lombar da coluna é uma das causas. Na verdade, qualquer coisa forçada não corresponde ao estilo yogue. Procure um instrutor certificado que entenda isso, além de cinesiologia, a ciência do movimento.

Limitações: os quadris podem realmente limitar a postura, uma vez que muitas pessoas não podem sentar-se sobre os ísquios nessa posição, em decorrência de encurtamento ou até mesmo de simples diferenças anatômicas. Tente estender a perna de baixo e/ou posicionar o pé do membro oposto sob a face medial da coxa em vez da face lateral. Também ocorre muito "contramovimento", pois uma parte sofre rotação em sentido contrário ao da outra. Nesse caso a flexibilidade ajuda, portanto pratique a postura com frequência, e ative o Chakra Raiz de forma a manter ambos os quadris firmes no solo e alongar-se na coluna vertebral.

O músculo psoas

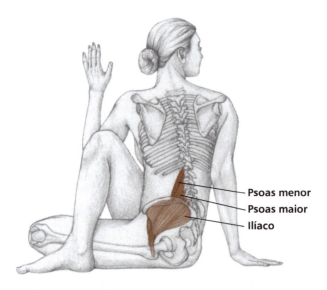

Figura 8.2 Meia Torção Sentado, *Ardha Matsyendrasana*, nível I.

VI. Postura Cara de Vaca, *Gomukhasana*, nível II
(*go*, vaca; *mukha*, face)

Técnica: sente-se com os joelhos flexionados – um sobre o outro – e os pés ao lado do corpo com os dedos direcionados lateralmente. A coluna vertebral permanece alongada e pode-se variar a posição do membro superior. Esta é uma posição de aterramento muito boa.

Limitações: esta é uma posição comprometedora para os joelhos. Ao sentir qualquer estresse, o tecido pode ser prejudicado. Pode-se executar uma variante ao sentar-se em qualquer posição mais fácil com "braços de vaca".

VII. Postura do Barco, *Navasana*, nível II
(*nava*, barco; *asana*, postura)

Técnica: em posição sentada, levante os joelhos até o tórax e mantenha-se equilibrado logo atrás dos ísquios. Estenda um membro inferior, depois o outro, até 45 graus, se possível. Para se obter equilíbrio e sustentação corretos, o *core* deve estar contraído. Os membros superiores podem ser estendidos para a frente a fim de tornar a postura mais desafiadora. Não deixe a parte inferior do dorso ceder – o psoas maior atua nesse local, assim como na articulação do quadril.

Limitações: se o músculo psoas estiver fraco, será difícil manter-se nessa posição e estabilizá-la. Para facilitar a postura, apoie as mãos no solo a fim de obter equilíbrio enquanto as coxas são movimentadas anteriormente em direção ao tórax com os joelhos flexionados. Amorteça o cóccix com um suporte mais espesso a fim de diminuir a pressão sobre a parte inferior do dorso. Quando executada da maneira correta, essa postura não comprime a parte lombar da coluna vertebral e sim a estende.

Posturas em pé

VIII. Postura da Montanha, *Tadasana*, nível I
(*tada*, montanha)

Técnica: esta é a postura fundamental da yoga, na qual os pés estão enraizados no solo e paralelos, a fim de proporcionar uma base estável de suporte quando o corpo se estende para cima. Harmonia, centralidade e equilíbrio são o foco. O psoas trabalha para alinhar corretamente a coluna vertebral, a pelve e os membros inferiores entre si. Os pés são posicionados juntos ou na largura dos quadris, dependendo da tradição.

Limitações: nenhuma.

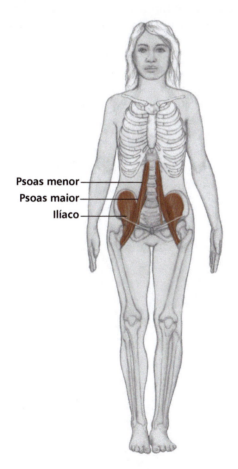

Figura 8.3 Postura da Montanha, *Tadasana*, nível I.

IX. **Guerreiro I e II**, *Virabhadrasana*, nível I
(*virabhadra*, guerreiro valente)

Durante a flexão do quadril no membro inferior avançado, o psoas é contraído como parte do grupo muscular iliopsoas, pois ajuda a alongar a parte inferior da coluna vertebral. O psoas é alongado na articulação do quadril do membro inferior recuado.

Técnica para Guerreiro I: a partir da Postura da Montanha, dê um grande passo para trás com um membro inferior, mantendo os quadris para a frente. Gire medialmente o pé do membro recuado, 45-60 graus. Mantenha firmemente a margem lateral do pé recuado no solo, flexione o joelho do membro avançado diretamente sobre o tornozelo do mesmo lado, com leve rotação lateral do quadril. Deve-se obter uma posição forte e equilibrada, com distribuição uniforme de peso em ambos os membros inferiores. A posição dos membros superiores pode variar desde mãos nos quadris, "braços de cactos", até extensão total (para cima). Repita do outro lado.

Técnica para Guerreiro II: adote a posição de membros inferiores do Guerreiro I, abra os quadris e estenda os membros superiores para os lados. Os dedos do pé recuado podem ser direcionados mais lateralmente para ajudar a abrir os quadris. O olhar forte e orgulhoso é direcionado diretamente sobre a mão da frente.

Limitações: tente não criar tensão na postura, pois isso limitará a respiração e o alongamento. Não se recomenda Guerreiro I com os membros superiores acima da cabeça para praticantes com pressão alta não tratada.

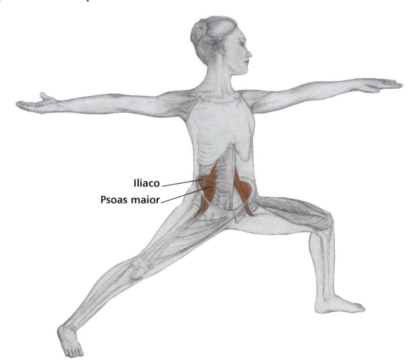

Figura 8.4   Guerreiro II, *Virabhadrasana*, nível I.

X. **Postura da Árvore**, *Vrksasana*, nível II
(*vrksa*, árvore)

Técnica: fique sobre um pé com os dedos voltados para a frente, posicione o outro pé contra a face medial da coxa ou panturrilha, e gire lateralmente o quadril. Estenda o corpo para cima enquanto o cóccix desce. As mãos podem ficar em posição de oração ou acima da cabeça. O membro inferior de apoio é fortalecido, enquanto o outro é alongado. O psoas atua em ambas as posições dos membros inferiores, uma vez que a pelve permanece centrada.

Qualquer equilíbrio unipodal é ideal para o Chakra Raiz, pois o pé e o restante do membro inferior são aterrados no solo e o *core* é contraído intensamente.

Limitações: quadris tensos fazem com que o pé elevado desça até a panturrilha ou o solo (nunca contra o joelho), o que não é problema desde que a rotação lateral do quadril seja mantida. Se o praticante tiver problemas com tonturas, vertigem ou equilíbrio, apoie-se em uma parede ou suporte. Mantenha os olhos abertos e focados para um melhor equilíbrio.

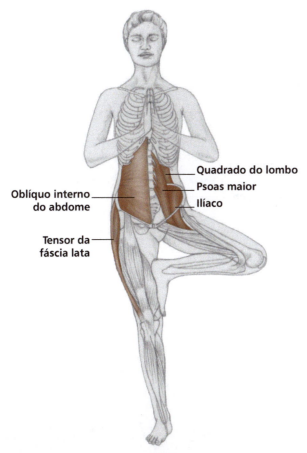

Figura 8.5 Postura da Árvore, *Vrksasana*, nível II.

As dez posturas anteriores servem como um guia para ajudar a aumentar a força, a flexibilidade, a circulação e a ativação desta área, e de modo algum são uma lista completa. Termine a sessão com uma **Postura da Criança** para um bom alongamento.

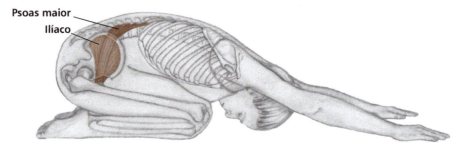

Figura 8.6 Postura da Criança, *Balasana*, nível I.

Sugestões para o chakra 1

1. Tentar marchar, pisar forte, correr ou mesmo caminhar, facilita. O psoas ajudará a equilibrar a transferência de peso.

2. Sinta o *self* assentado na terra e conecte-se a ela.

3. Coma tubérculos como alho, cebola, cenoura, beterraba, batatas, rabanetes e raiz- -forte.

4. Cuide do sistema imunológico.

5. Estimule os pés por massagem.

6. Permita que o instinto de "sobrevivência" se instale e floresça.

7. Libere o psoas e deixe-o descansar.

Posturas bônus

Postura do Cavalo, *Ashvasana*, nível I/II/III
(*ashva*, cavalo)
(Nível I: decúbito dorsal   Nível II: em pé   Nível III: posição unipodal)

Há muitas descrições diferentes desta postura – a melhor maneira de entendê-la é posicionar os membros inferiores como ao sentar em um cavalo, deitado ou em pé. Os membros inferiores são fortalecidos conforme as coxas são flexionadas e abduzidas; os joelhos são flexionados sobre os dedos dos pés.

O nível III é conhecido como *Vatayanasana*, a Postura do Cavalo Galopante, contraindicada para mulheres e pessoas com lesões no joelho. Os homens a utilizam como um condicionador genital, na medida em que "hidrata" o nervo pudendo; portanto, a posição de nível III é sugerida para o próximo chakra discutido.

A maioria dos estudiosos concorda que qualquer um dos três níveis ativa a circulação do sangue, estimula o sistema imunológico e fortalece a área do ânus.

Postura do Corvo (da *Kundalini* Yoga), *Bakasana*, nível I/II
Nível I: mãos no solo
Nível II: posição de oração

Esta postura é ideal para o Chakra Raiz, pois a gravidade puxa o cóccix para baixo e alonga a região lombar. Ela estimula o sistema excretor, relaxa o psoas, conecta mente/corpo à terra e pode proporcionar sentimentos de segurança. Aumenta a flexibilidade nos quadris e na região inguinal; se houver lesão no joelho ou no tornozelo, deve-se tomar cuidado para não descer muito ao agachar. (Como alternativa, o praticante pode executar a Postura da Cadeira, *Utkatasana*, para aliviar o estresse nos joelhos e tornozelos.)

Fique em posição vertical, com os pés afastados na largura dos ombros, em seguida flexione os joelhos e agache com os pés paralelos ou rodados lateralmente; mantenha os joelhos alinhados com os pés. O ideal é manter os calcanhares firmes no solo, possível apenas se o tendão do calcâneo for suficientemente longo. Caso contrário, pode colocar um apoio sob os calcanhares. As mãos podem permanecer no solo para obter equilíbrio (nível I) ou levadas à posição de oração (nível II). Pode-se incluir a Respiração de Fogo.

Análise: realidade ou mito?

Yoga é um regime de exercícios.
Realidade – os *asanas* físicos (posturas) são combinações de exercícios que promovem a saúde do corpo, da mente e do espírito.

Yoga é uma religião.
Mito – yoga não é uma organização baseada em crenças, mas se torna um modo de vida arraigado na universalidade. A palavra yoga pode ser interpretada como "união".

As posturas de yoga têm diferentes níveis.
Realidade – a maioria de nós prefere pensar que pode fazer qualquer coisa, mas, dependendo do corpo, muitas posturas podem ser difíceis. Os níveis indicados neste texto podem servir de guia, mas cabe ao indivíduo determinar sua própria capacidade, simplesmente tendo consciência.

Os chakras são legítimos.
Realidade – a pesquisa da autora indica a conexão entre crenças antigas sobre os centros de energia de consciência e a mais recente relação cientificamente comprovada entre matéria e energia.

Os músculos e os centros de energia estão conectados.
Realidade – a localização pode determinar essa conexão, assim como o trabalho intencional de respiração (por meio de músculos como o diafragma e os abdominais). O relaxamento dos músculos também pode afetar a energia de forma positiva, como ocorre com o psoas.

Benefícios das posturas

- Posturas sentadas criam abertura, extensão e espaço na coluna vertebral, assim como tranquilidade, sentimentos seguros de conexão.
- Posturas em pé estimulam os sistemas do corpo, ensinam o alinhamento correto e melhoram a circulação, força e mobilidade articular.
- Torções ativam órgãos e criam flexibilidade no pescoço, ombros e região lombar, além de melhorar a digestão e eliminar toxinas.
- Inversões melhoram a concentração, ativam as glândulas, fortalecem o sistema nervoso e revigoram todo o corpo.
- Extensões da coluna abrem o tórax e o coração, criam energia e coragem, combatem a depressão e promovem flexibilidade da coluna vertebral e dos ombros.
- Posturas de equilíbrio desenvolvem tônus muscular, coordenação e concentração, além de força e flexibilidade.
- Posturas em decúbito ventral e dorsal proporcionam muitos benefícios de força, alongamento, mobilidade e repouso, dependendo da postura.

O psoas e o chakra 2 – fluir como água

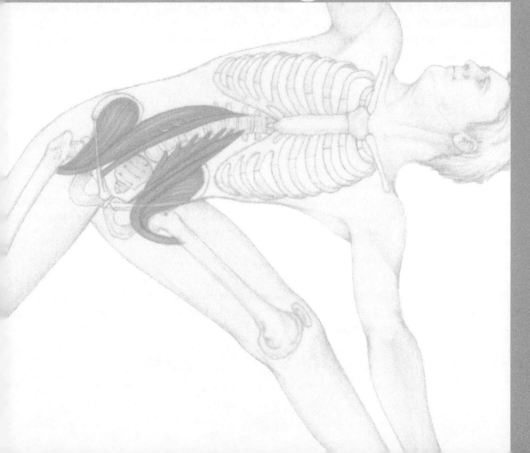

O músculo psoas

Este chakra relaciona-se a órgãos sexuais e outros da região púbica. A percepção e a liberação do psoas nessa área podem ajudar a bexiga urinária, assim como em problemas menstruais e gravidez graças à sua proximidade. Os órgãos masculinos também podem ser afetados, pois o nervo genitofemoral tem origem no plexo lombar, o grupo de nervos que emerge da parte inferior da coluna vertebral. Esse nervo inerva as áreas superomedial da coxa e genital. O nervo pode ser afetado por técnicas cirúrgicas, traumatismos ou doenças que afetam o sistema nervoso. Aprisionamento nervoso pode ocorrer em qualquer local do corpo, e essa área é especialmente propensa ao bloqueio. Um neurologista determinará a extensão e a causa.

Nessa área em particular, está presente também o nervo ilioinguinal, que emerge da margem lateral do psoas maior. Ele emite ramos para os músculos transverso e oblíquo interno do abdome, assim como para a sínfise púbica, trígono femoral, lábios do pudendo na mulher e raiz do pênis e escroto no homem. Portanto, o psoas está diretamente relacionado ao orgasmo. Mais detalhes são encontrados no final do Capítulo 6.

Posturas de yoga e o chakra 2

As posturas a seguir estimulam o psoas e os tecidos vizinhos dessa área sacral muito sagrada. Ao serem executadas, não mantenha o psoas contraído, pois a tensão reduz o fluxo.

O *bandha* aqui é o *uddiyana*. Enquanto o fecho da raiz (*mula bandha*) envolve qualidade aterrada, *uddiyana* significa "voo ascendente", garantindo leveza ao corpo. Ter consciência do psoas, seu comprimento e posicionamento em ambos os lados da área central do corpo, pode ajudar nesse sentimento.

Posturas sentadas

I. Postura do Sapateiro, **Baddha Konasana**, nível I
(*baddha*, limite; *kona*, ângulo)

Técnica: sente-se em posição firme e imóvel (*Sukhasana*), em seguida afaste as pernas com os joelhos flexionados e direcionados para os lados. Mantendo as plantas dos pés justapostas, aproxime os calcanhares do púbis. Segure os tornozelos. Inclinar-se para a frente pode estimular ainda mais o segundo chakra e o psoas.

Limitações: quadris tensos fazem com que os joelhos fiquem elevados ou a coluna se encurve. Sente-se em cobertores ou bloco para permitir que as coxas relaxem, ou coloque um apoio sob os joelhos. (Se um joelho está mais elevado, o quadril do mesmo lado está tenso.) Não se recomenda inclinar o tronco para a frente às pessoas com problemas no disco intervertebral da região lombar.

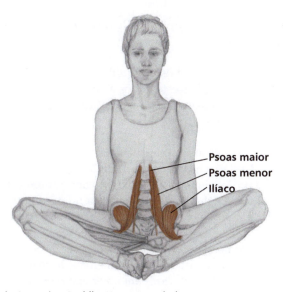

Figura 9.1 Postura do Sapateiro, *Baddha Konasana*, nível I.

II. Postura do Herói, *Virasana*, à Postura do Herói Reclinado, *Supta Virasana*, nível II
(*vira*, herói, líder)

Técnica: comece ajoelhado, com os ísquios no solo e os pés imediatamente laterais aos quadris. Incline-se para trás a fim de apoiar os cotovelos e antebraços no solo. (O praticante também pode deitar-se sobre um travesseiro ou cobertor.) Se não houver tensão, abaixe o tronco até o solo. Essa posição alonga a parte inferior do psoas.

Limitações: se houver desconforto ao sentar-se em posição ereta, pode-se utilizar um bloco ou cobertor sob os ísquios ou entre as coxas e as panturrilhas, pois a elevação dos quadris acomoda os joelhos para uma flexão mais fácil. Reclinar o tronco torna-se especialmente difícil quando se está apoiado sobre os joelhos, pois estão posicionados em ângulo muito fechado. Isso não é recomendado para qualquer pessoa com problemas no joelho.

III. Torção de coluna sentado, *Bharadvajasana*, nível I
(*bharadvaja*, nome de um sábio ancião)

Essa torção certamente afeta todos os chakras, mas sobretudo abre e estimula a área sacral na medida em que, durante seu curso, os ísquios permanecem no solo. Ambos os lados do psoas são ativados de forma diferente – quase contra-alongados.

Técnica: sente-se com as duas pernas voltadas para o mesmo lado e os joelhos flexionados e direcionados para a frente. Estenda e gire a coluna vertebral para o lado oposto ao das pernas. Posicione uma mão no joelho da frente e a outra no solo, atrás do quadril, para obter apoio.

Limitações: se sentir desconforto por sentar-se nessa posição, coloque um cobertor sob o quadril para facilitar a postura.

O músculo psoas

IV. Postura Sentada em Ângulo Ampliado, *Upavista Konasana*, nível II/III
(*upavista*, sentado; *kona*, ângulo)

Técnica para nível II: comece em Postura do Bastão, em seguida afaste (abduza) os membros inferiores com os joelhos estendidos e voltados para cima. Manter a coluna ereta reduz problemas ginecológicos; pode ser praticada junto a uma parede durante a gravidez ou período menstrual.

Técnica para nível III: o praticante pode estender a coluna ao inclinar-se para a frente, segurando os dedos. Nesta técnica atua o profundo músculo piriforme (um culpado pela ciática), além de ocorrer intenso alongamento dos adutores do quadril. O psoas é alongado na extensão da coluna, mas liberado na flexão do quadril, já que não há resistência à gravidade. Não execute esta variação durante a gravidez.

Limitações: a tensão nos posteriores da coxa, extensores da coluna vertebral (o psoas é um deles) ou adutores do quadril (músculos mediais da coxa) dificulta a realização dessa postura. Sente-se em um cobertor para obter apoio ou flexione ligeiramente os joelhos. Não flexione a coluna, alongue-a.

Posturas em pé

V. Flexões para a frente
Flexão para a frente em pé, *Uttanasana*, nível I
Flexão para a frente sentado, *Paschimottanasana*, nível II
(*uttan*, extensão, alongamento intenso; *pascha*, atrás, depois, oeste)

Técnica para a Flexão para a frente em pé: a partir da Postura da Montanha, flexione a coluna para a frente com os joelhos levemente flexionados e a cabeça estendida e alinhada com a coluna, até tocar no solo. Entre e saia da postura devagar. (Sempre tente sair de uma postura no sentido inverso ao da entrada: "desenrole" lentamente.) A postura pode ser aprofundada com o abdome e o tórax contra as coxas, respirando para estimular os órgãos dessa área do chakra; tente relaxar o psoas.

Limitação: na presença de lesão em disco intervertebral da região lombar, é melhor manter a parte inferior da coluna plana em vez de arredondada para não comprimir a área. Isso vale para qualquer variante de flexão. A postura não será tão intensa quanto a da figura.

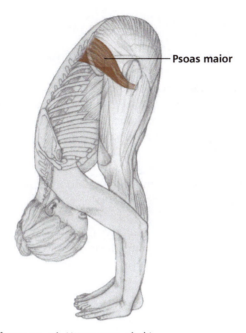

Figura 9.2   Flexão para a frente em pé, *Uttanasana*, nível I.

Técnica para a Flexão para a frente sentado: sente-se na Postura do Bastão e aproxime as mãos dos dedos dos pés com a coluna estendida, não flexionada; execute a flexão a partir dos quadris.

Limitações: extensores da coluna vertebral (músculos posteriores que movimentam a coluna) ou posteriores da coxa tensos limitam essas posturas. A fixação distal dos posteriores da coxa é afrouxada pela flexão dos joelhos, enquanto a flexão relaxada do quadril libera a porção inferior do psoas. Pode-se também sentar sobre um apoio mais alto na Flexão para a frente sentado. Uma maneira mais fácil de executar a postura é utilizar um membro inferior de cada vez, como em *Janu Sirsasana* (Postura da Cabeça no Joelho). Problemas lombares podem ser agravados na posição de flexão completa da coluna, por isso não exagere ou alongue demais. Ouça o corpo. A melhor maneira de executar esta postura é com a coluna estendida; pode-se curvar o dorso, como mostrado na Figura 9.3.

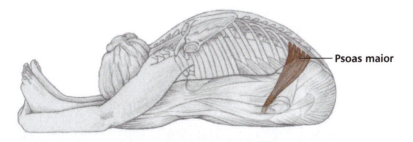

Figura 9.3   Flexão para a frente sentado, *Paschimottanasana*, nível II.

O músculo psoas

VI. Postura de Alongamento Intenso com os Pés Afastados, *Prasarita Padottanasana*, nível I/II
(*prasarita*, afastar; *pada*, pé; *uttan*, extensão)

Técnica para nível I: comece em posição com os pés bem afastados, dedos direcionados para a frente e as mãos nos quadris. Flexione a coluna vertebral, mantendo o dorso reto. Apoie as mãos no solo. Permita a expansão da área sacral. Essa postura é uma ótima inversão inicial, que facilita o fluxo sanguíneo para o encéfalo. Tente liberar o psoas; a gravidade ajudará.

Técnica para nível II: obtém-se um alongamento mais intenso ao abaixar o dorso e apoiar os cotovelos ou o topo da cabeça no solo.

Limitações: posteriores da coxa ou área sacral/lombar tensos limitam o alongamento nessa postura – flexione os joelhos para aliviar a região lombar e liberar os posteriores da coxa.

VII. Triângulo, *Trikonasana*, nível I/II
(*trikona*, três ângulos)

Esta é uma postura de yoga clássica e popular – os quadris são abertos, permitindo que o psoas maior seja alongado, fortalecido e "respire".

Técnica: comece na Postura da Montanha e, em seguida, afaste (abduza) bem os membros inferiores. A posição dos pés é a mesma que para o Guerreiro II – o pé dianteiro direcionado para a frente e o pé traseiro rodado cerca de 60 graus. Estenda os membros superiores para os lados e também os dois membros inferiores sem travar os joelhos. Curve o tronco para a frente em direção à mão dianteira à medida que recua o quadril traseiro. Incline o tronco, colocando a mão dianteira na face medial do membro inferior dianteiro; levante o membro superior traseiro em direção ao teto. O corpo limita-se a um plano.

Limitações: muitos músculos atuam nessa postura; portanto, ela pode ser afetada pela presença de tensão em qualquer um deles. É comum haver hiperextensão dos joelhos, portanto uma "microflexão" do joelho dianteiro ajuda. (Microflexão é um termo usado no yoga que designa uma pequena dobra ou suavização atrás da articulação do joelho.) Se houver tensão no ombro, apoie a mão superior sobre o sacro. O trabalho nessa postura reside em abrir os quadris e alongar a coluna, respirando profundamente. Quando se mantém a prática, pode-se alcançar resultados surpreendentes.

Capítulo 9: O psoas e o chakra 2 – fluir como água

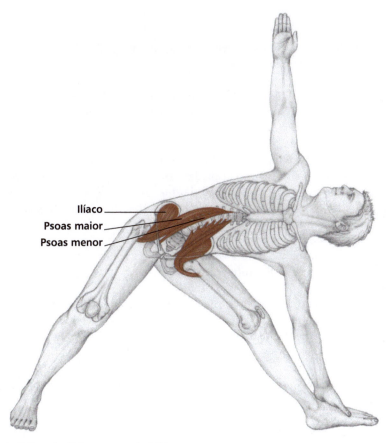

Figura 9.4   Triângulo, *Trikonasana*, nível I/II.

VIII. Meia-lua, ***Ardha Chandrasana***, nível II
(*ardha*, metade; *chandra*, lua)

Um grande abridor de quadril e apoio unipodal, esta postura recorre à contração intensa do psoas para equilibrar o corpo, entre outras coisas. O plexo nervoso sacral é massageado.

Técnica: pode-se chegar a essa postura começando pelo Guerreiro I ou II. Os membros superiores tocam o solo ou um bloco, e o membro inferior traseiro levanta à medida que o dianteiro é retificado. Os quadris se abrem; o membro superior de cima pode ser apoiado no quadril ou levantado até a posição vertical.

Limitações: equilíbrios unipodais são difíceis, mas eficazes. A força do membro inferior de apoio e a flexibilidade do membro levantado melhoram com o tempo. A utilização de uma parede para apoiar a parte de trás do corpo é importante para sentir o que a postura pode conquistar. Se for difícil tocar o solo com o membro de apoio estendido, apoie a mão de baixo em um bloco.

O músculo psoas

Retroflexões

IX. Ponte, *Setu Bandhasana*, nível I (ver ilustrações nas pp. 36 e 61).
(*setu*, barragem ou ponte; *bandha*, trava)

Essa postura abre a região anterior do corpo e afeta os chakras 2 e 3. Ela é considerada uma retroflexão suave, que abre a área anterior dos quadris, abdominais, tórax e o coração. O psoas é alongado no quadril.

Técnica: deite-se em decúbito dorsal com os joelhos flexionados e os pés afastados na largura dos quadris com as plantas apoiadas no solo. Os membros superiores podem ficar estendidos ao lado do corpo à medida que os quadris são levantados do solo. Quando os quadris estiverem suficientemente elevados, as mãos podem ser colocadas nos quadris ou estendidas sob o corpo com os dedos entrelaçados. As escápulas devem permanecer em contato com o solo; isso reduz a hiperextensão excessiva da coluna e também limita o peso sobre a cabeça e o pescoço. Para voltar, abaixe o tronco devagar, vértebra a vértebra, expirando profundamente.

Limitações: flexores do quadril (músculos anteriores à articulação do quadril) tensos limitarão o alongamento, assim como um quadríceps tenso na região anterior da coxa para movimentar a articulação do joelho. A execução cuidadosa da postura começa a soltar os músculos anteriores.

X. Pombo, *Eka Pada Kapotasana*, nível II
(*eka*, um; *pada*, pé, perna; *kapota*, pombo, pomba)

Outra grande abridora de quadril, esta postura promove um alongamento máximo do psoas no membro inferior traseiro e ajuda a estabilizar a coluna em posição vertical. Interfira no Chakra Sacral respirando na região lombar e no abdome, concentrando-se na área. O músculo piriforme (citado como um culpado pela ciática quando está tenso) é bem alongado no membro inferior dianteiro quando o tronco é inclinado para a frente.

Técnica: existem algumas maneiras de alcançar essa postura: tente começar em posição de mesa (quatro apoios). Deslize um joelho por entre as mãos, posicionando o pé lateralmente ao quadril oposto. Estenda o membro inferior traseiro, mantendo as mãos apoiadas no solo para equilibrar-se. Retifique a coluna com um "peito cheio de orgulho", além de retrair e abaixar os ombros. A Figura 9.5 mostra a variação com inclinação para a frente.

Limitações: quadris tensos inibem a postura. Tente colocar um cobertor ou bloco sob o quadril. Os músculos do *core* devem estar contraídos quando a coluna estiver ereta.

Ao completar essas posturas, o Bebê Feliz será uma ótima postura relaxante, que abre o sacro e a região lombar.

Capítulo 9: O psoas e o chakra 2 – fluir como água

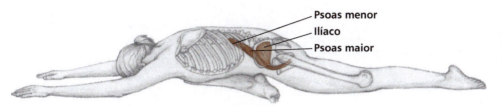

Figura 9.5 Pombo, *Eka Pada Kapotasana*, nível II.

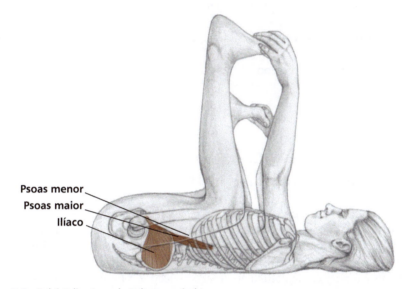

Figura 9.6 Bebê Feliz, *Ananda Balasana*, nível I.

    A área sacral é beneficiada pelo respeito nos relacionamentos e a instauração de conexões emocionais e sensuais positivas. O intestino delgado, o estômago, o fígado, a vesícula biliar, os rins, o baço, o pâncreas e as glândulas suprarrenais estão todos situados nessa área, assim como o psoas e outros tecidos descritos anteriormente. Estimular esse local sagrado é aprender a fluir (como a água) e abrir-se ao prazer, sem resistência. É o próprio ventre que, saudável, possibilita movimento e mudança.

Sugestões para o chakra 2

1. Desaqueça e deixe que a energia entre.

2. Receba, aceite e adapte-se.

3. Coma frutas doces como melões, laranjas e cocos; nozes e mel, assim como especiarias como canela, baunilha e alfarroba, são reforços positivos.

4. Aceite as qualidades femininas de abertura, intimidade e visão.

5. Seja criativo e deixe as coisas "circularem".

6. Sinta-se à vontade com o corpo.

7. Aprenda a renunciar.

Posturas bônus

Gato, *Bidalasana* / Vaca, *Bitilasana*, nível I

Às vezes chamada de Gato/Cachorro, esta sequência inicia o movimento a partir do *core* sacral, mobilizando a coluna e coordenando o movimento com a respiração. Comece sobre quatro apoios (posição de mesa) com a coluna neutra. Expire à medida que o *core* é levantado contra a coluna, e curve o dorso enquanto abaixa o cóccix e a cabeça. Inverta a posição da coluna ao elevar o cóccix e o tórax durante a inspiração. Inicie o movimento no cóccix e deixe-o fluir como água, sem resistência.

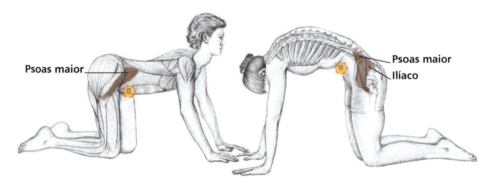

Figura 9.7 Gato, *Bidalasana*/Vaca, *Bitilasana*, nível I.

Lua Crescente, *Anjaneyasana*, nível I:
uma variação dessa postura é mostrada na página 43. Grande alongadora do psoas no lado do membro inferior traseiro e uma abridora da região inguinal: a partir do avanço, abaixe o joelho traseiro e apoie as mãos na coxa dianteira ou levante-as para o alto a fim de obter maior alongamento. O *core* e a parte lombar da coluna estabilizam-se. Para aumentar a dificuldade, inclua uma flexão lateral e/ou rotação da coluna, ou retroflexão.

10
O psoas e o chakra 3 – a função encontra a respiração

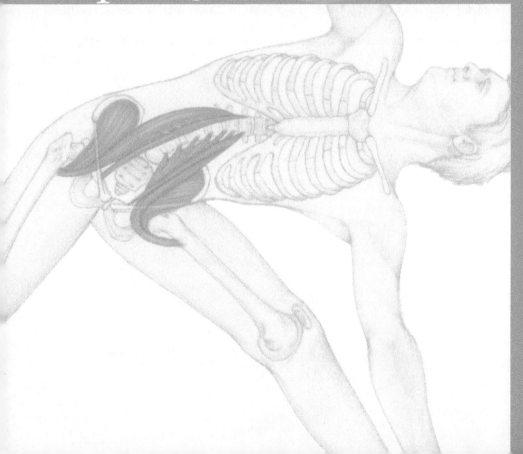

Posturas de yoga e o chakra 3

O terceiro chakra é o plexo solar, um ponto central interessante em torno do umbigo, repleto de músculos (psoas, diafragma), órgãos (pulmões, parte superior do estômago e intestinos) e espiritualismo. O plexo solar não é propriamente um termo anatômico; é mais importante como centro energético e nervoso. Está conectado à consciência do eu dentro do universo, autoconhecimento e amor. É onde o emocional une-se ao mental na compreensão.

Como discutido na Parte 1, o psoas e o diafragma conectam-se nesse ponto. "A função encontra a respiração" seria apropriado aqui. Um local muito poderoso, este chakra é estimulado pelas posturas de yoga a seguir, ajudando na autoestima.

Retroflexões

I. Postura da Cobra, *Bhujangasana*, nível I
(*bhujanga*, cobra; *bhuja*, braço; *anga*, membro)

Técnica: deite-se em decúbito ventral (face voltada para baixo – posição prona) com as mãos sob os ombros e os cotovelos junto ao corpo. Com os membros inferiores estendidos, pressione o dorso dos pés contra o solo. Com os ombros retraídos, levante a cabeça e o tórax usando os músculos do dorso, não as mãos. Mantenha os quadris em contato com o solo. Contraia o *core* e respire profundamente para massagear o psoas.

Limitações: levantar muito a cabeça para trás comprime as vértebras cervicais, portanto, isso não é aconselhável. Elevar excessivamente o tórax pode resultar em lombalgia; contraia o *core* para sustentá-lo.

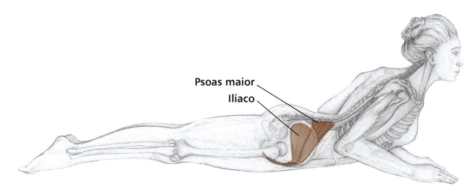

Figura 10.1 Postura da Cobra, *Bhujangasana*, nível I.

II. **Postura do Camelo**, *Ustrasana*, nível I/II
(*ustra*, camelo)

É uma forte abridora da região anterior do quadril e alonga a área do psoas nessa região.

Técnica: ajoelhe-se, com os membros inferiores ligeiramente afastados, a coluna reta e as mãos nos quadris. Curve a parte torácica da coluna para trás sem empurrar os quadris para a frente. Estenda o pescoço, sem forçá-lo. Levante a caixa torácica e o esterno. Os quadris devem estar alinhados acima dos joelhos. Equilibrado e com o *core* contraído, estenda as mãos em direção aos calcanhares. Pode-se também apoiar os dedos dos pés sobre o tapete para dar firmeza.

Limitações: observe as mesmas limitações para a Postura da Cobra. Praticantes com problemas nos joelhos devem repousá-los sobre um apoio macio. Se isso não for possível, faça a Cobra como alternativa. Não curve excessivamente a parte inferior da coluna; contrair os glúteos e elevar o *core* ajuda. Pode-se também posicionar uma cadeira atrás para apoiar as mãos.

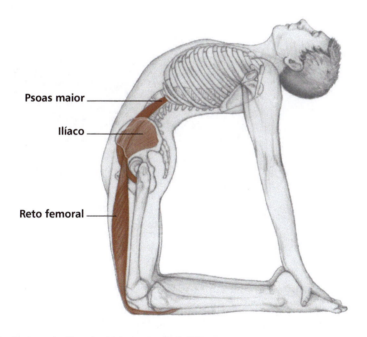

Figura 10.2 Postura do Camelo, *Ustrasana*, níveis I/II.

III. **Cachorro Olhando para Cima**, *Urdhva Mukha Svanasana*, nível II
(*urdhva*, levantada; *mukha*, face; *svana*, cachorro)

Essa postura pode ser feita de maneira simples, mas se torna mais avançada quando os joelhos são levantados do solo. O core é vigorosamente contraído; a região anterior dos quadris e a porção inferior do psoas são alongadas.

Técnica: deite-se em decúbito ventral. Comece como na Postura da Cobra, com os membros inferiores um pouco mais afastados. Levante a cabeça, tórax e quadris do solo, com o *core* contraído. Se o *core* estiver forte, levante também os joelhos. Os pontos de apoio são a face dorsal dos pés (face superior) e as mãos, com os cotovelos estendidos. Gire lateralmente os ombros para abrir, mova as escápulas para baixo e medialmente. Estenda o pescoço.

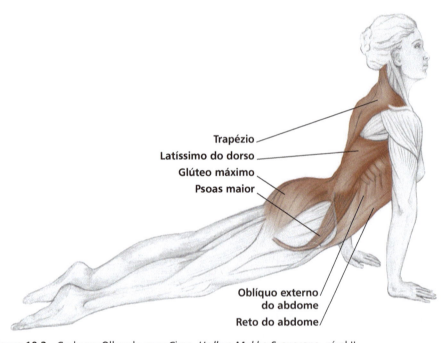

Figura 10.3 Cachorro Olhando para Cima, *Urdhva Mukha Svanasana*, nível II.

Limitações: essa postura é difícil em virtude do estresse nos membros superiores e nas partes cervical e lombar da coluna vertebral. Olhe para a frente, contraia o psoas e mantenha os joelhos no solo para neutralizar o estresse. O praticante também pode apoiar-se nos cotovelos para a Postura da Esfinge.

IV. **Postura do Peixe**, *Matsyasana*, a ilustração mostra o nível II
(*matsya*, peixe)

Essa postura abre o plexo solar e o coração, como a maioria das retroflexões. Seu esforço concentra-se na hiperextensão da parte média da coluna, alongando o diafragma e os músculos abdominais.

Técnica para nível I/II: deite-se em decúbito dorsal (posição supina) e coloque as mãos sob o sacro e o cóccix. Levante o esterno, apoie-se nos antebraços e deixe a cabeça cair lentamente para trás, até que encoste no solo ou em um apoio, ou ainda que fique suspensa um pouco acima. Aproxime as escápulas entre si (adução e retração) para abrir a região anterior da caixa torácica. Pode-se flexionar os joelhos (nível I), ou estendê-los (nível II) para que se obtenha espaço na região pélvica. Relaxe e respire calmamente.

Técnica para nível III: levante os membros superiores e/ou inferiores. Isso pode ser muito difícil para a região lombar – lembre-se de ouvir o corpo e estar ciente do que pode prejudicá-lo.

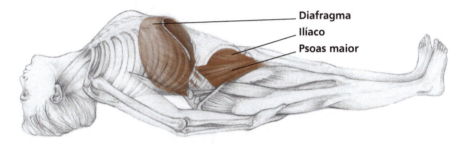

Figura 10.4 Postura do Peixe, *Matsyasana*, nível II.

Limitações: para muitas pessoas é difícil abrir o coração, a caixa torácica e a garganta, mas necessário nesta era de computadores, em que o peito fechado é o padrão. Coloque um bloco ou cobertor sob a parte torácica da coluna vertebral e a cabeça para ajudar a relaxar e alongar a área sem esforço.

V. **Postura do Arco**, *Dhanurasana*, nível II/III
(*dhanu*, arco)

Técnica: deite-se estendido em decúbito ventral (posição prona). Flexione os joelhos e, se possível, segure os tornozelos com as duas mãos. Levante a cabeça, o tórax e as coxas. A coluna será hiperestendida, e a região anterior dos ombros será alongada. A porção inferior do psoas e o reto do abdome serão completamente alongados.

Limitações: a face anterior da articulação do ombro fica muito vulnerável quando submetida ao alongamento máximo. Aproxime as escápulas entre si (adução e retração) para ajudar a reduzir a tensão. Além disso, pode-se sobrecarregar a coluna nessa posição curvada anteriormente, portanto, deve-se tomar cuidado para não exagerar na hiperextensão. Afaste os joelhos para diminuir a tensão.

Inversões

VI. **Cachorro Olhando para Baixo**, *Adho Mukha Svanasana*, nível I/II
(*adho*, para baixo; *mukha*, face; *svana*, cachorro)

Esta é uma das posturas mais populares, eficazes e repousantes na yoga. (Observe um cão quando ele se levanta naturalmente depois de descansar.) O alinhamento da coluna é mantido quando se alonga a região posterior do corpo. Isso pode não lembrar ou parecer um descanso, mas definitivamente é. O psoas é liberado, ainda que seja estabilizador, e o diafragma é aberto e alongado. Inversões ajudam o fluxo sanguíneo para o encéfalo. Os músculos posteriores da coxa e os ombros são alongados. O centro do umbigo suporta a região lombar quando contraído.

Técnica: comece em posição de mesa, com mãos e joelhos apoiados no solo. Estenda os dedos do pé, contraia o centro do umbigo, levante os joelhos e force o peso para trás em direção aos membros inferiores, à medida que estende os membros superiores e os joelhos e a cabeça abaixa. Posicione os ombros em rotação lateral, deslize as escápulas para baixo e deixe a cabeça cair livremente. Force os calcanhares em direção ao solo – eles não precisam tocá-lo.

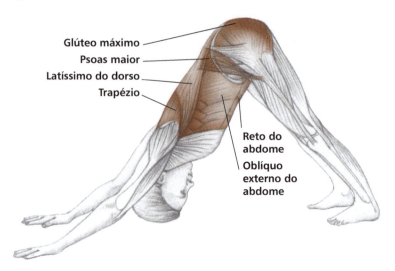

Figura 10.5   Cachorro Olhando para Baixo, *Adho Mukha Svanasana*, nível I/II.

Limitações: músculos posteriores da coxa tensos e ombros fracos reduzem a facilidade da postura. Rodar lateralmente os ombros e mantê-los afastados das orelhas ajuda a aliviar o impacto na articulação. Joelhos flexionados relaxam os posteriores da coxa. Deixe que a cabeça pesada fique livremente suspensa por força da gravidade a fim de liberar a tensão no pescoço, ou repouse-a sobre um cobertor ou bloco. Se os ombros estiverem tensos, apoie-se sobre os cotovelos na Postura do Golfinho.

Capítulo 10: O psoas e o chakra 3 – a função encontra a respiração

VII. Saudação ao Sol, *Surya Namaskar*, nível I
(*surya*, sol; *namaskar*, saudação)

Esta postura incorpora alongamento, fortalecimento e relaxamento do psoas e pode dar enfoque ao terceiro chakra:

1. Comece na Postura da Montanha.
2. Inspire até o alongamento em Meia-lua: levante os membros superiores acima da cabeça e alongue-os verticalmente.
3. Expire e libere em flexão para a frente.
4. Inspire, levantando a coluna à posição de dorso plano, com as mãos nas canelas.
5. Expire em flexão para a frente.
6. Inspire e recue um membro inferior até a posição de afundo.
7. Expire e recue o outro membro inferior até ficar em Prancha (posição de flexão no solo) e abaixe o corpo até o solo.
8. Inspire até a Postura da Cobra.
9. Expire até a Postura da Criança. Descanse por três respirações completas.
10. Inspire até a posição de mesa.
11. Expire até a Postura do Cachorro Olhando para Baixo. Descanse por três respirações longas e completas: respiração oceânica (*ujjayi*).
12. Inspire, andando ou saltando com os pés por entre as mãos.
13. Expire em flexão para a frente, inspire e execute o número 4, em seguida expire novamente em flexão para a frente.
14. Inspire ao "desenrolar" a coluna, levantando os membros superiores em direção ao teto.
15. Expire até a Postura da Montanha (mãos em *Namastê*, posição de oração, centralização, selando a prática).

Todos os movimentos da Saudação ao Sol ancoram o espírito na terra (chakra 1), fluem pelo corpo com a respiração (chakras 2 e 3) e liberam a tensão à medida que o corpo se aquece e se abre.

> Tenha em mente que a melhor maneira de aprender *asanas* (posturas) é assistir a uma aula de yoga com um instrutor certificado de uma escola oficial de yoga.

Qualquer exercício abdominal de força também estimula o terceiro chakra.

Fortalecer o *core* cria vitalidade e autoestima. Tenha cuidado para não desenvolver excessivamente essa área, pois isso gera sentimentos de poder sobre outros, em vez de empoderamento. O equilíbrio é o segredo, sem sobrecarga.

A ingestão de grãos, laticínios ou soja, e ervas como a hortelã nutre essa área. Problemas digestivos, distúrbios alimentares e metabólicos e até artrite estão associados a esse chakra. Criar um plexo solar saudável e equilibrado ajuda a impor a própria vontade e assumir responsabilidades sem medo.

Sugestões para o chakra 3

1. Respire profundamente.

2. Solte algumas gargalhadas agradáveis e intensas.

3. Execute serviços humanitários; torne-se voluntário.

4. Preste atenção aos seus níveis de energia.

5. Alimente-se.

6. Assuma riscos.

7. Empodere o *core*.

A verdadeira postura bônus: *Savasana*

Postura do Cadáver, *Savasana*, nível 1
(*sava*, cadáver)

Esta é o *asana* mais fácil de executar, porém o mais difícil de dominar – o desafio é render-se. A tensão deve ser completamente liberada da mente e do corpo, o qual assume a posição de decúbito dorsal com os membros inferiores ligeiramente afastados e membros superiores estendidos para os lados com as palmas voltadas para cima; os olhos permanecem fechados. Rendição é um termo que tem conotação de algo negativo na sociedade atual, como "desistir". Na yoga, a maneira pela qual alguém se submete e se abre para os ritmos dos cosmos é altamente respeitada. Este é o estado de um verdadeiro yogue.

Da amiga e colega, Irum Naqvi*:

Rendição é uma palavra muito bonita. É poderosa e estimulante, curando--nos na medida em que proporciona força e compaixão.

Quando entendemos a essência e o significado da palavra rendição por meio de nossos corações, começamos a nos transformar. À medida que nos transformamos internamente, o mundo exterior muda. "O que está dentro é como o que está fora."

A rendição é multifacetada. A palavra em si tem duas partes. Primeiro, começamos a liberar o que é contido pela mente, corpo e espírito. A liberação pode ser facilitada pelo foco e pela conscientização da respiração. Juntamente com esse foco, a respiração é colocada em primeiro plano e utilizada como guia no rastreamento das sensações físicas, pensamentos mentais e sentimentos emocionais.

Com a liberação, uma aceitação de "o que" está acontecendo é importante. Quando nos libertamos e aceitamos e abraçamos a vida a qualquer momento, estamos nos rendendo. Isso nos deixa abertos para o momento, para estarmos completamente presentes. Com a prática contínua de entrega, desenvolvemos a capacidade de curar. Conforme nos curamos, o espaço que se abre é preenchido com alegria.

Entregue-se, cure-se e fique alegre.

---

* Irum B. Naqvi pratica yoga há mais de 20 anos; ela é professora certificada de yoga e praticante de Reiki. Irum ensinou yoga na Áustria, no Reino Unido, no Canadá e na Costa Rica. Atualmente, reside no belo Rancho Margot, na Costa Rica, ensina yoga e patrocina treinamentos de professores de yoga. O Rancho Margot é um projeto de ecoturismo rural onde eu e Irum planejamos patrocinar retiros de yoga no futuro. http://www.ranchomargot.org

Há uma "infinidade de informações levemente imprecisas por aí" (citado por um professor mestre de *Kundalini*) à medida que as áreas do exercício, da yoga e da meditação evoluem e integram-se constantemente. Espero que este texto tenha explicado de uma forma muito sincera e simples, sem consideração a qualquer escola específica de pensamento.

Posturas de yoga conectam o corpo à mente.

A respiração conecta a mente e o corpo ao inconsciente.

A meditação conecta o indivíduo ao universo.

O psoas maior conecta a parte superior do corpo à inferior, vinculando a respiração ao movimento, sentimentos, energia e cura.

Apêndice: a sociedade da flexão do quadril

Questione-se sobre o seguinte:

1. Você usa computador?
2. Você dirige ou anda de carro?
3. Você assiste TV?
4. Você lê?
5. Você se senta à mesa para comer?
6. Você joga cartas ou *videogames*?
7. Você vai ao cinema?
8. Você é estudante?
9. Você escreve?
10. Você voa muito?

Se você respondeu sim a algumas das perguntas acima, você é membro da "sociedade da flexão do quadril" – uma civilização que está se tornando mais sedentária do que em qualquer outro período da história, porque passa muito tempo sentada em cadeiras. A próxima coisa a saber é quantas horas por dia você permanece sentado. Isso pode assustar você.

Ao ficar sentado você assume uma posição relaxada de flexão do quadril: relaxada, porque os músculos flexores do quadril não estão trabalhando contra resistência (em contração) – estão simplesmente em um estado flexionado, com o peso total do tronco sobre o assoalho pélvico e os membros inferiores inativo. É uma posição que, se mantida por muito tempo, dificulta a circulação, o condicionamento muscular e até mesmo a resposta dos nervos. Pode ser uma causa direta de distúrbios lombares, no psoas e ciáticos; os flexores do quadril começam a encurtar e enfraquecer e, com o tempo, geram inúmeros problemas.

Estudo de caso

Recentemente realizei um estudo de um mês com 12 voluntários adultos – 3 homens e 9 mulheres, inclusive eu. O estudo foi baseado nos flexores do quadril, e deveria incluir a conscientização do músculo psoas como parte do sistema iliopsoas, o grupo muscular flexor do quadril mais profundo. Os participantes deveriam completar, 3-4 vezes por semana durante 4 semanas, uma rotina de 10 minutos de alongamento e força que visava os flexores do quadril.*

Foram tomadas medidas antes e depois para comparar força, resistência e flexibilidade da região flexora do quadril. Embora os resultados tenham sido positivos (ainda que inconclusivos quanto ao efeito da rotina), a maior surpresa para todos foi a quantidade de vezes que eles se sentavam diariamente. Pedi a cada um deles para registrar quantas horas se sentaram nos dias em que fizeram o exercício físico, assim como qualquer outro exercício. Os números foram impressionantes: aqueles que completaram o estudo registraram um mínimo de 5 horas por dia sentados e um máximo de 11, dependendo do dia. Esses participantes eram trabalhadores adultos que moravam no nordeste dos Estados Unidos, onde o deslocamento e o trabalho com computadores são praticamente obrigatórios.

---

* Para conhecer a rotina de 10 minutos de exercícios flexores do quadril, envie um e-mail para a autora: movetolive.joannjones@gmail.com.

O estudo de caso sobre os flexores do quadril me levou a pensar sobre jovens estudantes na escola. Normalmente, eles são um grupo com bastante vitalidade em que há disponibilidade de atividade física (principalmente esportes); portanto, quanto tempo eles passam sentados? Mais uma vez, os resultados são surpreendentes. Para as crianças na escola, esse tempo varia de 5-8 horas; elas costumam ir para casa de carro ou ônibus, depois se sentam ao computador, espera-se que façam o dever de casa, e talvez assistam TV, o que implica sentar-se. Às vezes, na escola há um período de alívio ao se levantarem para mudar de sala de aula, e que geralmente tem um limite de três minutos antes de se sentarem novamente. Além de tudo isso, o recesso normal ou aula de educação física corre risco de ser eliminado dos programas escolares.

Existem algumas abordagens de senso comum para lidar com o problema cada vez mais devastador de excesso de flexão de quadril, tanto para crianças quanto para adultos:

1. Se estiver sentado, levante-se uma vez a cada hora e alongue-se em todas as direções.
2. Crie um espaço junto ao computador onde você possa ficar em pé durante o trabalho. Certifique-se de que o monitor esteja no nível dos olhos.
3. Jogue *videogames* que envolvam movimentos corporais.
4. Faça uma aula de yoga.** Ela envolve flexão de quadril, mas é contraposta pelo alongamento.
5. Saia para uma caminhada.
6. Sente-se menos e movimente-se mais.

Outra solução é alongar o corpo enquanto lê ou assiste TV. Ao deitar-se em decúbito dorsal, deve-se ter cuidado para garantir que a coluna esteja neutra. Coloque um travesseiro sob os joelhos e apoie levemente a cabeça em um travesseiro ou toalha colocados sob o pescoço. Deitado em decúbito ventral, os flexores do quadril são alongados, o que é bom; entretanto, a região lombar é comprimida, portanto, não se deve ficar nessa posição por muito tempo e deve-se contrair o *core* para proteger a coluna. Além disso, o pescoço assume uma posição de hiperextensão prejudicial enquanto você tenta olhar para cima, portanto essa posição não é ideal.

Da mesma forma, as melhores soluções para sentar-se demais são alguns programas muito pertinentes de condicionamento em que você se movimenta, mas há muita flexão do quadril. Tenha cuidado ao praticar aeróbica, pilates e *kickboxing*, e com muitos aparelhos de treino. Assegure-se de que exista não somente o antagonismo pela extensão do quadril, mas também que ocorra movimento em todos os três planos: sagital (anteroposterior), frontal (laterolateral) e horizontal (rotação).

** Na grande cidade de Newark, NJ, EUA, há um programa-piloto de escola pública que inclui yoga na vivência de cada aluno, para ajudar no movimento e também nas atitudes. (Imagine como isso pode reduzir a violência nos bairros carentes da cidade algum dia.) www.newarkyogamovement.org.

O quadril e outros problemas

No mundo modernizado de hoje, estamos criando uma cultura fisicamente sedentária, em que se dá mais ênfase à mente do que ao corpo? Mesmo com todo o mercado de *fitness*, centros de saúde, literatura e intimidação (sim, somos intimidados pela moda e pela publicidade para sermos magros), ainda não há exercício suficiente na vida diária da maioria das pessoas para combater os problemas que inevitavelmente podem surgir por causa das muitas horas que se passa sentado.

Os problemas mecânicos variam de, mas não estão limitados a:

- Flexores do quadril enfraquecidos.
- Frouxidão dos posteriores da coxa.
- Alinhamento vertebral anormal.
- Abdominais fracos.
- Nádegas afastadas por posição sentada prolongada.
- Obesidade.

Os problemas metabólicos podem ser:

- Coagulação do sangue (o fluxo sanguíneo das veias não pode chegar ao coração).
- Supressão do sistema imunológico.
- Aumento da pressão arterial em repouso.
- Aumento do colesterol.
- Aumento de doenças cardiovasculares.
- Diabetes tipo 2.

Ao pesquisar os níveis de atividade e as taxas de mortalidade de mais de 53 mil homens saudáveis e quase 70 mil mulheres por um período de 13 anos (1993-2006), a American Cancer Society verificou o seguinte:

1. Mulheres que passam mais de 6 horas por dia sentadas têm 37% mais chance de morrer antes de mulheres que passam menos de 3 horas diárias sentadas.
2. Homens que passam mais de 6 horas por dia sentados têm um aumento de 18% no risco de morte em comparação com aqueles que passam 3 horas diárias ou menos sentados.***

Embora outros fatores certamente possam afetar esse resultado, concluiu-se que sentar-se mais pode diminuir o número de anos de vida. O estudo afirmou que isso era independente da atividade física.

Eu, que infelizmente estou sentada ao computador enquanto escrevo isso, lembro que simplesmente sentar-se menos e movimentar-se mais pode aumentar as chances de ter uma vida melhor e possivelmente mais longa.

*** Veja o artigo de pesquisa completo da ACS no site: http://pressroom.cancer.org/index.php?s=43&item=257.

Bibliografia

Biel, Andrew. *Trail Guide to the Body*. Books of Discovery, Boulder, CO, 2010.

Brennan, Barbara Ann. *Hands of Light*. Bantam Books, New York, 1987.

Calais-Germain, B. *The Female Pelvis: Anatomy and Exercises*, Vista, CA, 2003.

Chopra, Deepak. *Ageless Body, Timeless Mind*. Harmony Books, New York, 1993.

Coulter, David H. *Anatomy of Hatha Yoga*. Body and Breath, Honesdale, PA, 2001.

Dale, Cyndi. *The Subtle Body: An Encyclopedia of Your Energetic Anatomy*. Sounds True, Inc., Boulder, CO, 2009.

Devananda, Swami Omkari. *Yoga in the Shambhava Tradition*. Healthy Living Publications, Summertown, TN, 2009.

Earls, James, and Myers, Thomas. *Fascial Release for Structural Balance*. Lotus Publishing, Chichester, UK, 2010.

Egoscue, Pete. *Pain Free*. Bantam Books, New York, 2000.

Franklin, Eric. *Pelvic Power*. Princeton Book Company, Princeton, NJ, 2003.

Goleman, Daniel. *Emotional Intelligence: Why It Can Matter More Than IQ*. Random House, New York, 1996.

Kabat-Zinn, Jon. *Full Catastrophe Living*. Random House Publishing, NY, 2009.

Kaminoff, Leslie. *Yoga Anatomy*. Human Kinetics, Champaign, IL, 2007 [edição publicada no Brasil com o título *Anatomia da yoga*. Barueri: Manole, 2013].

Koch, Liz. *The Psoas Book*. Guinea Pig Publications, Felton, CA, 2001.

Massey, Paul. *The Anatomy of Pilates*. Lotus Publishing, Chichester, UK, 2009 [edição publicada no Brasil com o título *Pilates: uma abordagem anatômica*. Barueri: Manole, 2012].

Myers, Thomas. The opinionated psoas, parts I to III. *Massage and Bodywork Magazine*, 2001.

Myers, Thomas. *Anatomy Trains: Myofascial Meridians for Manual and Movement Therapists*. Churchill Livingstone, Edinburgh, 2009 [edição publicada no Brasil com o título *Trilhos anatômicos: meridianos miofasciais para terapeutas manuais e do movimento*. Barueri: Manole, 2017].

Silva, Mira, and Shyam, Mehta. *Yoga the Iyengar Way*. Knopf, New York, 1997.

Staugaard-Jones, Jo Ann. *The Anatomy of Exercise and Movement: For the Study of Dance, Pilates, Sports, and Yoga*. Lotus Publishing, Chichester, UK, 2010 [edição publicada no Brasil com o título *Exercício e movimento: abordagem anatômica*. Barueri: Manole, 2015].

Strom, Max. *A Life Worth Breathing*. Skyhorse Publishing, New York, 2010.

Tiller, William A. *Psychoenergetic Science: A Second Copernican-Scale Revolution*. Pavior Publishing, Walnut Creek, CA, 2007.

Todd, Mabel E. *The Thinking Body*. Princeton Book Company, Princeton, NJ, 1937.